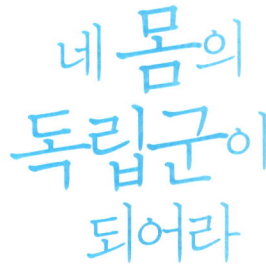

네 몸의 독립군이 되어라

스스로 몸과 마음을 다스리는 정통 요가·명상과
자연 건강에 관한 100문 100답

네 몸의 독립군이 되어라

초판 1쇄 인쇄 2012년 11월 26일
초판 1쇄 발행 2012년 12월 3일

지은이 이승용
펴낸이 하승희

펴낸곳 홍익요가연구원
등록 제 2011-000001호
주소 충북 충주시 동량면 조돈한댕이길 19 내안의 뜰
전화 서울사무소 02-333-2350
팩스 서울사무소 02-333-2351
홈페이지 www.yogahi.com

디자인 구화정 page9
사진 홍익요가연구원

ⓒ 2012 이승용

이 책의 내용, 그림은 국내 및 국제 저작권법의 보호를 받고 있습니다.
지은이와의 서면 허락 없이 무단 복제, 복사, 인용을 금합니다.
잘못된 책은 구입하신 곳에서 교환해 드립니다.
정가는 뒤표지에 있습니다.

ISBN 978-89-86748-19-2 03690

홍익요가연구원 설립자 이승용의 음양오행 요가 바로 이해하기

스스로 몸과 마음을 다스리는 정통 요가·명상과 자연 건강에 관한
100문 100답

네 몸의 독립군이 되어라

이승용 지음

홍익요가연구원

추천사

이 책은 한국의 요가인들만이 아니라
온 세계의 요가인들이 반드시 읽어야 할 책이며,
항상 곁에 두고 요가의 좌우명으로 삼아야 할 책입니다.

추천인 원의범 元義範

원의범

1943년 혜화전문 불교과, 54년에 동국대학교 불교학과를 졸업하였다.
62년에 서울대학교 종교학과 박사 과정을 수료하고 인도 국비 유학생 1호로 인도에서 수학하였다.
동국대학교 인도철학과 교수로 재직하였으며, 지금은 동국대학교 명예교수로 있다.

머리말

20년 가까이 요가와 명상, 자연 건강이라는 주제를 갖고 많은 사람들과 에너지를 주고 받았다. 그동안 짧게는 몇 달, 길게는 10년이 넘는 세월 동안 부족하나마 내 강의를 듣고 건강 상담을 했던 사람들, 제자, 지인 등 많은 사람들이 몇 년 전부터 요가와 명상에 관한 길잡이 책을 만들어 보라고 권유하였다.

그런 많은 권유에도 불구하고 선뜻 나서지 않았던 것은 나름대로 이유가 있었다. 사람들이 가지는 요가에 관한 궁금증과 갈망을 풀어주는 것은 대단히 중요한 일이지만, 그것이 진실하게 전달되려면 요가의 근본적인 원리를 지키면서도 대중적인 이해를 돕는 표현 방식 사이의 절묘한 접점을 찾아야 하는데 그것이 그리 만만한 일이 아니라고 생각했기 때문이다. 나는 요가를 통해서 얻을 수 있는 참다운 생명력, 에너지, 맑은 의식, 떳떳하고 당당하고 소신있는 행동, 자연적인 건강함, 투철한 정신력 그리고 마음의 평화라는 것은 눈에 보이는 물건이나 상품이 아니므로 이와 관련된 질문과 대답이 각 개인에게 언어나 문자로써 온전히 전달된다는 것은 아주 어려운 일임을 체험해 왔다.

그 가장 큰 이유는 내 스스로가 요가와 명상, 자연적인 법칙과 원리에 관해 아직 공부가 부족하여 완벽하게 깨닫지 못해 표현과 전달 방식에 신묘한 지혜가 더 필요하기 때문이었다. 또 다른 이유는 어떤 것을 전달한다 하더라도 대부분의 사람들은 각자의 생각과 판단에 의해서 결국 자의적으로 해석하는 것을 보았기 때문이었다.

그런데 이러한 사실을 알고 있음에도 불구하고 이번에 책을 내는 작업을 시작한 것은 그나마도 이런 뜻을 이해하며 제대로 알고자 하는 사람들이 아직도 많다는 믿음 때문이다. 아무리 이런 분야에 몸담고 있고 아무리 몇십 년 동안 이런 분야의 공부를 한다 하더라도 올바로 공부하지 않으면 공장에서 열심히 일하는 근로자나 땅을 믿고 진실하게 땀 흘리며 농사짓는 농부보다도 의식이 진보하지 않는다. 그러니 완벽하지는 않더라도 최소한의 어떤 가이드라인을 제시해야 한다는 뜻있는 지인들과 제자들의 요청이 있었기에 어렵고 힘든 결정을 내리게 되었다.

이 책은 요가와 명상, 자연의 원리에 관해 많은 사람들이 가장 궁금해 하는 점을 주제로 뽑아서 답을 제시하였다. 그러나 독자 여러분께 이것이 넓은 의미의 대답은 될 수 있겠지만 개개인에 대한 정답이 되지 않을 수 있음을 미리 밝힌다. 다만 어떤 길을 선택하든지 최소한 무엇을 준비해야 하며, 어떤 마음가짐을 갖고, 어떻게 임할 것인지에 대한 최소한의 상식은 얻을 수 있기를 바란다. 내가 걸어온 길이 완성된 길은 아니지만 요가와 명상 그리고 자연의 이치에 관한 궁금증을 안고 여행길을 떠나는 많은 분들에게 이 책을 통하여 부디 내가 걸어오면서 찍었던 좌표를 참고해서 더 좋은 길을 걸어갈 수 있길 바랄 뿐이다.

부족하나마 나의 뜻을 배려하여 아름다운 책을 만들어주신 (사)홍익요가협회와 홍익요가연구원의 선생님들과 제자들에게 고마움을 전한다. 끝으로 이 땅의 모든 동포들이 건강과 지혜의 독립군이 되기를 진심으로 기원한다.

오늘도 해는 항상 뜨고 진다
발길을 재촉하나 어둠은 벌써 다가왔네
미련 없이 떠난다 떠난다 한 것이
벌써 강산이 한 번 변한 십년이 되었네
남은 부족한 공부를 한다 한다 하면서
세월 탓만 하네
언제가 되어야
추수가 끝난 들판 길을 뒷짐 지고 걸어 볼까나

곧 황혼이 온다고

33년 전에 세상을 떠나신 어머니의 음성이 가슴을 때리네

애야, 그리 많이 남아 있지 않다

남은 공부를 마무리 지어라.

단기 4340년(서기 2007년) 11월

갑봉재에서 이 승 용

개정판 머리말

　태양의 수명을 100년이라고 볼 때 그에 대비하면 인간의 수명은 불과 30초 정도밖에 안 된다고 한다. 인간은 사실 우주의 먼지에 지나지 않는 존재이다. 그렇게 보면 인간의 입장에서 아주 가소롭게 생각하는 하루살이만도 못한 것이 우리네 인생살이이다. 그런 인간이 지구라는 별에서 교만에 빠져 스스로 지배자로 군림하며 자연을 마구 파괴하여 이제는 지구 전체적인 차원에서 환경 재앙이라는 대가를 치르고 있다.
　이런 인류의 현실 속에서 우리에게 자연적인 삶의 원리를 알려주는 요가의 철학과 심신 수련법은 우리가 처한 이런 환경 재앙을 조금이나마 억제할 수 있는 중요한 지혜이다. 왜냐하면 진정한 요가 수행자(요기, 요기니)와 자연적인 삶을 추구하는 사람들은 인간이 우주 자연의 일부임을 자각하는 기회를 늘 만나기 때문이다. 그리고 그들은 매일의 수련이 거대한 우주 자연과 만나는 환희의 시간임을 안다. 이런 많은 사람들이 요가·명상을 가까이 하고 자신의 삶에 적용하려는 노력은 그나마 우리에게 희망을 준다.

이 책에 소개한 질문과 대답은 그런 속에서도 요가·명상, 자연적인 삶을 너무 맹신하거나 신비적으로 믿지 말라는 메시지이다. 무늬만 요가·명상가, 자연주의자로 살아서는 안 된다는 당부이기도 하다. 때문에 진정으로 자연적인 삶을 살고자 하는 사람은 자신의 삶에 뚜렷한 목표 의식과 매 순간 문제의식을 가져야 한다.

이번의 개정판은 2007년에 나왔던 책의 내용을 조금 다듬고 간추렸다. 이 책을 읽는 모든 분들이 요가의 진정한 모습과 자연적인 삶을 이해하고 실천하는데 조금이나마 도움이 되기를 바라는 마음이다.

태양의 수명에 비하면 30초에 불과한 우리네 삶이다. 1초에도 형광등은 120번을 깜박이는데, 이 순간에도 그 찰나의 깨침을 희망한다.

2012년 11월

갑봉재에서 이 승 용

차 례

머리말 • 6

개정판 머리말 • 10

1. 요가가 궁금해요

1. 요가 수련의 이모저모

1. 오늘이 요가 수련 첫날인데요, 특별히 주의해야 하거나 유념할 점이 있다면 무엇인가요? • 20
2. 요가 수련은 어떤 시간에 하는 것이 좋습니까? • 21
3. 요가를 하면 살이 빠진다고 하는데 얼마나 빠집니까? • 22
4. 수련은 어느 정도 해야 성과를 얻을 수 있습니까? • 23
5. 참다운 요가 수행자라면 술과 담배는 금물(禁物)이라는데 정말입니까? • 25
6. 꼭 양말과 시계를 벗고 수련을 해야 하나요? • 25
7. 살이 많이 찐 사람인데 수련하는데 주의해야 할 점이 있을까요? • 26
8. 요가는 주로 여자분들이 많이 하는 것 같아서 남자들이 하기엔 좀 망설여집니다. • 26
9. 생리 중에 수련해도 괜찮을까요? • 27
10. 평소 허리가 아픈 디스크 환자도 수련할 수 있나요? • 28
11. 요가 수련을 하려면 꼭 채식을 해야 합니까? • 29
12. 자연식을 주로 한다는데 성인 평균 칼로리 섭취가 부족하진 않나요? • 30

2. 초보자를 위한 요가 상식

1. 요가는 그 종류가 많다는데 어떤 것들이 있습니까? • 31

2. 현대인에게는 어떤 요가가 가장 적합한가요? • 32
3. 미국이나 영국 등 서양에서도 요즈음 요가가 갑자기 유행이라던데
   그 이유는 무엇인가요? • 33
4. 신체를 단련하는 방법으로 조깅, 등산, 줄넘기 같은 것이 있는데,
   이것을 하타-요가(음양-요가)와 비교하면 어떤 것이 좋습니까? • 38
5. 다양한 운동법, 호흡법, 명상법 등 건강을 주제로 한 많은 아이템이
   쏟아져 나오고 있는데, 초보자들에게 어떤 조언을 해 주실 수 있는지요? • 39
6. 텔레비전이나 책을 보면 요가를 하는 사람들이 괴상한 동작을 하던데
   몸이 뻣뻣한 사람도 요가를 할 수 있나요? • 39
7. 요가 수행자 입장에서 오늘날 프로 스포츠 선수들의 건강 개념을
   어떻게 보십니까? • 40
8. 요가와 일반 스포츠를 함께하면 더 효과적입니까? • 41
9. 요가와 초능력과의 관계를 알고 싶습니다. • 42
10. 요가 수련을 열심히 하면 병원에 가지 않아도 되나요? • 44
11. 정신적인 스트레스나 육체적인 고통이 있는 사람이 요가 도장을 많이 찾는
    현실을 어떻게 생각하십니까? • 45
12. 현대인들은 왜 스트레스를 많이 받을까요? • 46
13. 직장 생활에서 쌓인 스트레스를 어떻게 하면 요가를 통해 풀 수 있을까요? • 47
14. 요가의 아름다움이란 표현을 자주 쓰시는데 그 아름다움이란 무엇입니까? • 48

3. 요가의 철학적 원리

1. 요가를 한 마디로 쉽게 설명하면 무엇입니까? • 50
2. 요가에도 교과서나 경전이 있습니까? • 51
3. 요가 가르침의 핵심은 무엇입니까? • 52
4. 좀 더 공부하고자 하는 사람들을 위해 요가 철학의 핵심을 말씀하신다면요? • 53
5. 수천 년 동안 내려온 요가의 수련 방법도 현대적으로 바뀌어야 하지 않을까요? • 55
6. 요가가 어떤 종교적 교리가 있거나 특정 종교와 관계가 있습니까? • 57
7. 우리나라의 전통 수련과 요가 수련의 차이점은 무엇입니까? • 57
8. 보통은 환인, 환웅으로 쓰는데 선생님께서는 한(韓)으로 사용하시는군요? • 59

2. 정통 요가 실수련

1. 요가의 운동법(Asana)

1. 요가 운동법 중 박쥐 자세를 하다 보니 양 넓적다리가 당기고 알 같은 것이 생겨 근육이 뭉치기도 하고 푸르스름하게 멍든 것 같습니다. • 62
2. 물구나무서기 자세를 할 때 체중이 머리에 실려서 아프고 오래 할 수도 없는데 왜 그런가요? • 63
3. 고혈압이 있거나 심장이 나쁜 사람이 물구나무서기 자세를 해도 되나요? • 64
4. 어느 정도 수련을 하다가 하지 않으면 몸이 다시 굳어지고 나빠지나요? • 64
5. 현재 하타-요가(음양-요가)가 전 세계적으로 각광을 받고 있는 이유와 함께 하타-요가에 관해 좀 더 자세히 알고 싶습니다. • 65
6. 요가 수련을 할 때 남과 비교하지 말라, 경쟁하지 말라고 늘 강조하시는데 사실 수련을 하다 보면 다른 사람과 비교가 됩니다. • 70
7. 수련을 열심히 하는데도 왜 건강이 좋아지지 않을까요? • 72
8. 동작과 호흡의 중요성은 어느 정도 이해가 되는데, 그와 더불어 의식을 집중해야 한다는 말씀을 좀 더 자세히 설명해 주시기 바랍니다. • 77

2. 요가의 호흡법(Pranayama)

1. 호흡의 목적과 그 원리를 말씀해 주세요. • 81
2. 요가에서 호흡이 인체의 생리 상태에 미치는 영향은 무엇입니까? • 85
3. 요가에서 호흡 수련이 차지하는 비중은 얼마나 됩니까? • 86
4. 요가의 호흡법에는 어떤 단계가 있습니까? • 87
5. 호흡의 세 단계에 관해 더 자세히 알고 싶습니다. • 89
6. 마시는 숨과 내쉬는 숨을 무조건 길게 하면 됩니까? • 90
7. 어느 정도 고르게 숨을 쉬게 되면 길게 하는 연습을 해도 됩니까? • 91
8. 요가의 호흡법에는 어떤 것들이 있나요? • 91
9. 요가 자세를 할 때 숨이 가빠지면 어떻게 해야 합니까? • 93
10. 호흡 수련을 할 때 자꾸 허리가 구부러지는데 어떻게 해야 합니까? • 94
11. 계속 숨이 거칠게 느껴지고 진정이 안 될 때는? • 94
12. 눈을 감는 게 좋습니까, 뜨는 게 좋습니까? • 94

13. 들숨과 날숨은 몇 초 정도씩 해야 알맞습니까? • 95

14. 들숨과 날숨의 비율이 다른데 어떻게 조절해야 합니까? • 95

15. 호흡 수련 때 코가 답답한데 이때는 입으로 숨 쉬어도 됩니까? • 96

16. 코가 자주 막히는데 막힌 상태에서 호흡 수련을 해도 될까요? • 97

17. 호흡 수련 때는 어떻게 정신을 집중해야 합니까? • 97

18. 일부에서 쿤달리니(kundalini)를 각성시킨다고 쿰박(kumbhak) 호흡을 강조하는데? • 98

3. 요가의 명상법(Meditation)

1. 누구나 명상을 할 수 있습니까? • 100

2. 요가와 명상은 다른 것입니까? • 100

3. 명상에도 단계가 있습니까? • 101

4. 현대인들에게는 왜 명상이 필요한가요? • 102

5. 명상을 잘못하면 오히려 정신적 장애가 온다던데요? • 104

6. 명상을 통해서 희로애락을 극복할 수 있습니까? • 104

7. 명상 수련의 비법이 있나요? • 106

8. 명상 중 집중이 안 되고 떠오르는 잡념을 어떻게 없애나요? • 106

9. 촛불을 응시하는 명상 수련은 얼마나 해야 하나요? • 107

10. 명상 중에 나타나는 각종 현상(어떤 계시를 받았다거나 환각이나 환청을 겪기도 하고 또 무엇이라고 말할 수 없는 심리적인 느낌 등)의 체험을 어떻게 받아들여야 합니까? • 108

11. 만트라-요가(mantra-yoga) 수련을 강조하시는 이유는 무엇인가요? • 111

12. 만트라 수련의 원리를 좀 더 자세히 설명해 주세요. • 114

13. 구체적으로 어떻게 만트라 수련을 하면 좋은가요? • 115

14. 만트라 수련을 하면 어떤 변화가 옵니까? • 117

15. 하루에 어느 정도 만트라 수련을 하면 좋을까요? • 118

16. 만트라 수련에선 꼭 옴(aum)만 해야 합니까? • 118

17. 명상이 되었다 안 되었다 합니다. 열심히 하지 않아서 그럴까요? • 118

18. 명상은 생각을 지워 나가는 작업이라고 말씀하셨는데 그에 관하여 말씀해 주세요. • 119

19. 명상에 관한 원리를 이야기하면서 문제의식을 자주 강조하시는데 그 가르침의 핵심은 무엇입니까? • 120

20. 명상을 한 마디로 표현한다면요? • 125

3. 요가 수행의 정신

1. 스승과 제자

1. 요가에는 구루(guru)라는 말이 있는데, 요가를 처음 시작할 때 누구에게 배우느냐가 그렇게 중요합니까? • 130

2. 올바른 수련을 하기 위해 정확한 가르침을 줄 스승은 어떻게 만날 수 있을까요? • 131

3. 자신의 수행이 올바른 길로 가고 있는지 어떻게 알 수 있습니까? • 133

2. 홍익요가의 수련 철학과 정신

1. 강의 중에 자주 말씀하시는 정면돌파에 관해 설명해 주시기 바랍니다. • 135

2. 말씀하신 건강과 지혜의 독립군은 어떤 의미입니까? • 140

3. 진정한 수련의 의미를 말씀해 주시기 바랍니다. • 142

3. 올바른 요가 선생님을 위하여

1. 수련을 꾸준히 하다 보니 더 깊이 있게 하고 싶어 자격증에까지 관심을 갖게 되었습니다. 요가 선생님이 갖춰야 할 기본 덕목은 무엇입니까? • 144

2. 진정한 요가 선생님의 모습에 관해 말씀해 주십시오. • 152

3. 얼마 전 한 중앙 일간지에서 국내의 사이비 요가 현상을 주제로 선생님의
   인터뷰가 실렸는데요, 요가계가 해결해야 하는 문제점은 무엇인가요? • 153
4. 요가 선생님들이 더욱 발전하려면 어떤 마음을 가져야 할까요? • 159

4. 내가 서 있는 이 땅의 요가가 곧 세계적인 요가

1. 요가하면 먼저 인도가 생각나는데 기후나 풍토, 인종이 다른 수련 체계를
   온대 지방인 우리나라 사람들에게 그대로 적용하는 것은 무리가 아닐까요? • 164
2. 현대인의 정서와 체질에 맞게 『음양 요가』와 『오행 요가』라는 책을 쓰셨지요?
   그 배경에 관해 말씀해 주세요. • 166
3. 선생님께서는 여러 수행법 중 왜 요가를 선택하셨습니까? • 168
4. 우리 민족 사상에서도 요가와 비슷한 철학적 원리가 있다고 하셨는데…. • 170
5. 한국 전통 사상에서 찾아볼 수 있는 우파니샤드식 가르침의 예로
   어떤 것이 있을까요? • 174
6. 말씀 중에 정성을 자주 강조하시는데 정성의 의미는 무엇이고
   그것이 요가 수련과 어떤 관계가 있습니까? • 176
7. 어떻게 이 땅의 정서와 체질에 맞는 요가가 가능할까요? • 179
8. 생활 속에서 체질을 극복하고 요가의 힘을 내 것으로 만들기 위해서는
   카르마-요가(karma-yoga)를 해야 한다고 말씀하셨습니다.
   카르마-요가는 구체적으로 무엇입니까? • 183
9. 카르마-요가를 통해 체질을 극복하려면 어떻게 해야 하나요? • 186
10. 요가를 통해 전달하고 싶은 궁극적인 뜻은 무엇입니까? • 193

요가 수련을 하실 때에는 크게 다음의 세 가지 원칙을 지키면 좋습니다. 첫째, 가장 중요한 것은 천천히 움직이는 것입니다. 천천히 움직이면 근육, 인대, 관절, 뼈, 신경에 가해지는 긴장과 스트레스를 줄일 수 있습니다. 또한 스스로 몸의 변화를 관찰하고 의식을 모을 수 있어 수련의 효과가 커집니다. 둘째, 동작과 호흡을 맞춰 수련해야 합니다. 호흡의 통제와 조절이 없는 요가 자세는 단순한 체조나 스트레칭에 지나지 않습니다. 초보자들은 지시대로 동작과 호흡을 맞추기가 힘든 경우가 많은데, 그것은 그만큼 몸이 굳어져 있고 자기의 몸을 스스로 통제하고 조절하기 어렵다는 증거입니다. 이때에는 억지로 호흡을 하지 말고 일단 자신의 몸이 편한 대로 숨 쉬며 수련합니다. 자연스럽게 몸이 이끌어가는 대로 맡겨두십시오.

1. 요가가 궁금해요

1-1

요가 수련의
이모저모

1. 오늘이 요가 수련 첫날인데요, 특별히 주의해야 하거나 유념할 점이 있다면 무엇인가요?

요가의 실수련을 하실 때에는 크게 다음의 세 가지 원칙을 지키시면 좋습니다.

요가 수련을 하실 때에는 크게 다음의 세 가지 원칙을 지키면 좋습니다. 첫째, 가장 중요한 것은 천천히 움직이는 것입니다. 천천히 움직이면 근육, 인대, 관절, 뼈, 신경에 가해지는 긴장과 스트레스를 줄일 수 있습니다. 또한 스스로 몸의 변화를 관찰하고 의식을 모을 수 있어 수련의 효과가 커집니다.

둘째, 동작과 호흡을 맞춰 수련해야 합니다. 호흡의 통제와 조절이 없는 요가 자세는 단순한 체조나 스트레칭에 지나지 않습니다. 초보자들은 지시대로 동작과 호흡을 맞추기가 힘든 경우가 많은데, 그것은 그만큼 몸이 굳어져 있고 자기의 몸을 스스로 통제하고 조절하기 어렵다는 증거입니다. 이때에는 억지로 호흡을 하지 말고 일단 자신의 몸이 편한대로 숨 쉬며 수련합니다. 자연스럽게 몸이 이끌어가는 대로 맡겨두십시오.

셋째, 의식을 집중해서 수련합니다. 초보자는 동작을 하는 신체 부위에 의식을 집중하고 특히 잘 안 되는 쪽이 있으면 거기에 의식을 더 모읍니다. 요가는 의식 운동입니다. 요가 자세를 수련하는 것은 겉보기에 단순한 육체적인 움직임처럼 보이지만, 그 내면에는 육체적인 자연 치유력의 향상과 동시에 정신 에너지의 시너지 효과가 있습니다.

숙련자들은 인체의 에너지 센터인 차크라에 의식을 집중하는 등의 다른 방법이 또 있습니다만 그건 나중에 수련을 하면서 차츰차츰 알려드리기로 하겠습니다.

2. 요가 수련은 어떤 시간에 하는 것이 좋습니까?

해 뜨기 전과 해 질 무렵이 좋습니다. 되도록 수련에 좋은 시간대를 지키는 것이 좋겠지만 도시의 직장인이 이를 지키기란 거의 불

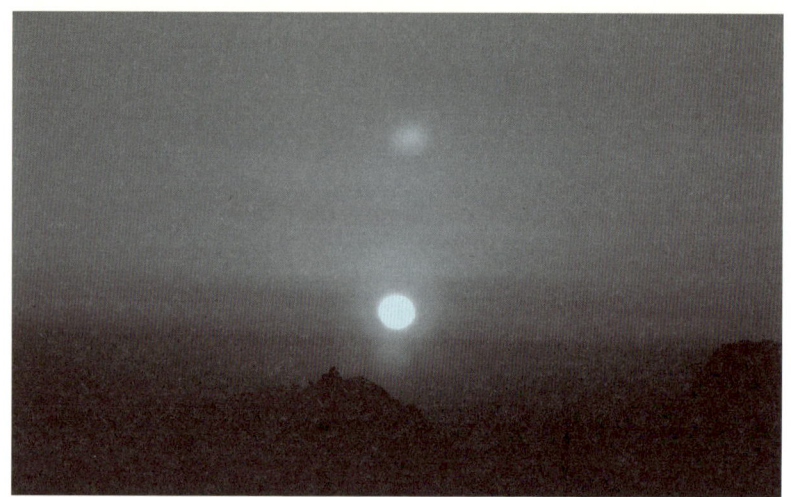

순례길에 들른 중국 황산의 일출

가능합니다. 차선책을 찾는다면 여유 있는 시간에 규칙적으로 또는 틈나는 대로 자꾸 연습하면 됩니다.

3. 요가를 하면 살이 빠진다고 하는데 얼마나 빠집니까?

여러분이 요가의 아사나(asana)[1]를 해 보면 몸의 균형이 잡히고 유연성이 회복되고 피부도 고와지는 걸 체험할 것입니다. 물론 개인차가 있겠지만 체중도 알맞게 조절됩니다. 더욱 중요한 차이점은 단

---

1) 아사나의 원뜻은 '앉는 자리'로 요가의 자세, 동작, 운동법을 말하며 저는 넓게 보아 '바르게 움직이기'라고 표현한다.

지 몇 kg이 줄었는가보다 살이 빠진 후 금새 다시 찌는 요요현상이 적다는 것과 건강을 지키면서 살이 빠진다는 것입니다.

그러나 체중 그 자체만으로 본다면 절제된 양과 바른 식습관이 함께해야 합니다. 많이 먹고 적게 움직인다면 소화·흡수·저장·배설 시스템에 무리가 생겨서 체중은 점점 더 늘어날 것입니다. 비만은 그 자체만으로 오장육부를 피곤하게 만들고 모든 질병의 원인이 될 수 있습니다.

4. 수련은 어느 정도 해야 성과를 얻을 수 있습니까?

이 질문은 수련장을 찾아오는 거의 모든 사람들이 빠뜨리지 않고 하는 것입니다. 수련의 성과는 사람마다 다릅니다. 속도와 경쟁의 노예가 되다시피 한 현대인들은 스스로의 조급함 때문에 수련의 고비를 넘기지 못하는 수가 많습니다. 또 이런 질문은 그 자체가 어리석은 것일 수도 있습니다.

요가의 성인 파탄잘리(Patanjali)[2] 는 사다카(sadhaka), 즉 수련자의 유형을 네 가지로 구분하였습니다. 므르두(mrdhu), 마디야(madhya), 아디마트라트바트(adhimatratvat), 그리고 티브라삼베긴(tivrasamvegin)입니다. 각각은 '박약한, 보통의, 예리한 또는 강력한, 지고(至高)로 열성인'이란 뜻입니다.

티브라삼베긴은 이미 절제된 마음을 가지고 있는 최고로 열성적인 수행자입니다. 그는 이미 초시간적이며 진정한 진리를 손안에 쥐고 있습니다. 나머지 앞의 세 유형은 시간으로 자유를 따집니다. 예를 들어, '나는 1주일에 1번 수련한다, 나는 1주일에 2번, 난 3번' 이렇게 말하는 사람들은 므르두와 마디야입니다. '나는 매일 하루에 5시간 수련한다'라는 식으로 말하는 사람은 아디마트라트바트입니다.

하루에 대여섯 시간을 수련에 바치는 사람은 무척 열심히 수련하는 학생입니다. 이 학생은 수련 강도의 측면에서 '강한'이란 자격을 받을 수 있습니다. 만약 수련이 부진하면 므르두이며, 평균적인 강도이면 마디야입니다.

그러나 여러분 잘 생각해 보십시오. 책상에 무조건 오래 앉아 있다고 반드시 공부를 잘하는 게 아니라는 점을. 자기가 수련하는 시간 전체가 가르침을 받는 시간도, 깨달음의 시간도 아닌 것입니다. 여러분은 수련의 성과를 지나치게 기대하지도 말며, 조금 생긴 능력을 자랑하지도 말며, 마음이 즐겁든 아니든 충심(忠心)으로 수련하십시오. 황소걸음 걷듯이 그냥 뚜벅뚜벅 내딛으십시오.

---

2) 요가의 성인, 또는 요가의 아버지로 칭송되는 이. 그의 이름 파탄잘리는 '~에 떨어지다, ~에 빠지다'라는 뜻의 'pata'와 '기도하기 위하여 손을 모으다, 신에게 바치다'라는 뜻의 'anjali'가 합쳐진 말이다. 그의 탄생에 관해서는 기도하기 위해 손을 모은 여인의 손바닥에 요가를 땅 위에 전수하기 위해 뱀의 화신이 하늘에서 떨어져서 태어났다는 이야기가 전해 온다.

5. 참다운 요가 수행자라면 술과 담배는 금물(禁物)이라는데 정말입니까?

술은 하나의 음식이고 담배는 기호 식품이라고 하니 개인의 사소한 문제까지 개입하고 싶진 않지만 사소한 것 때문에 자신의 건강을 잃으면 더 큰 것을 희생하는 것이 아닐까요? 술은 왜 마시고 담배는 왜 피우나요? 술꾼이나 골초라는 별명이 붙은 사람은 저마다의 이유를 가지고 합리화하는 법입니다. '술과 담배가 없으면 세상을 무슨 재미로 사나, 끊으려고 스트레스 받는 게 건강을 더 해칠 것 같아서'라고 하면서 말입니다.

독성이 강한 것을 선택하고 청정한 몸과 정신을 포기하는 바보가 세상에 어디 있습니까? 마음과 정신을 흐리게 하는 것이 있다면 그것을 삼가는 게 옳다고 봅니다.

6. 꼭 양말과 시계를 벗고 수련을 해야 하나요?

'반드시'라고 볼 수는 없습니다. 일단 몸에 걸리적거려 불편하거나 수련할 때 피부 호흡에 지장을 주지 않기 위함입니다. 수련의 원칙은 편한 차림입니다.

7. 살이 많이 찐 사람인데 수련하는데 주의해야 할 점이 있을까요?

살이 많이 찐 것이 수련에 특별한 장애가 되는 것이 아닙니다. 가능한 쉬운 아사나부터 조금씩 익혀 나가길 바랍니다. 단, 체중 때문에 관절에 이상이 있는 분은 자질 있는 선생님에게 자문을 받는 것이 좋습니다.

8. 요가는 주로 여성분들이 많이 하는 것 같아서 남자들이 하기엔 좀 망설여집니다.

요가는 누구든지 할 수 있습니다. 남녀노소 건강하거나 그렇지 못하거나 또는 직업이나 종교의 구별 없이 누구나 할 수 있기 때문에 요가 수련은 각자의 상황에서 많은 것을 얻을 수 있습니다.

남성분들은 대체로 여성에 비해 힘과 체력이 좋은 반면 상대적으로 유연성이 부족하므로 유연성을 회복하기 위해서라도 요가 수련을 하는 것이 좋습니다. 왜냐하면 똑같은 힘이라도 유연성이 받쳐져야 힘을 제대로 유지할 수 있으며 안전하기 때문입니다. 반대로 여성분들이라면 남성에 비해 상대적으로 타고난 유연성을 지키면서 더불어 힘을 보강하기 위해 요가를 수련한다면 더욱 좋습니다.

유연성은 곡선을 만들고 힘은 직선을 만들어 냅니다. 곡선 에너지는 음적(陰的)인 에너지이고 직선 에너지는 양적(陽的)인 에너지에 해당합니다. 요가는 이러한 음양의 조화를 맞춰 업그레이드시킨다고 할 수 있습니다. 유연성과 힘의 조화, 직선과 곡선의 조화, 음과 양의 조화! 이것이 요가의 진정한 의미입니다.

9. 생리 중에 수련해도 괜찮을까요?

여성이 생리를 하는 이 기간은 몸속에서 평소에 비해 엄청난 양의 혈액이 손실되고 불필요한 조직이 배출되며, 곧이어 세포와 조

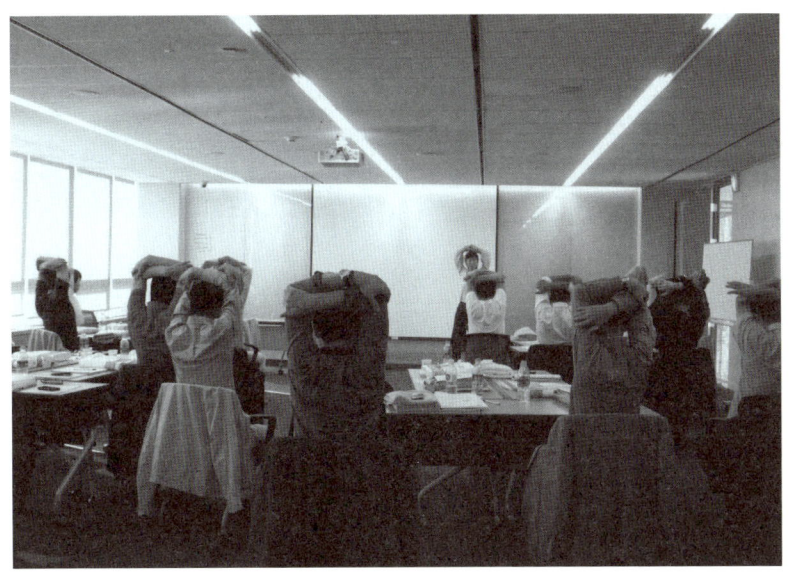

오피스 요가 중인 남자 직장인들

직이 빠르게 재생산됩니다. 그러므로 생리 기간에는 과로하거나 지나치게 신경 쓰는 일 없이 가능한 편안하게 지내는 것이 좋습니다. 수련은 평소보다 강도를 줄여서 신체적인 긴장을 풀고 자궁을 비롯한 비뇨생식기의 기운을 안정시키고 혈액의 배출과 흐름을 순조롭게 도와주는 자세를 위주로 합니다. 특히 몸을 따뜻하게 유지해야 하며 무리한 수련은 금물입니다. 이때는 쟁기 자세나 어깨로 서기 자세처럼 엉덩이가 가슴보다 높이 올라가는 자세, 배를 지나치게 압박하는 자세 등은 피해야 합니다.

10. 평소 허리가 아픈 디스크 환자도 수련할 수 있나요?

허리 통증을 동반하는 디스크 증상은 하루아침에 발병하기보다는 오랜 기간 동안 진행된 잘못된 자세와 습관들이 하나 둘 쌓여 점진적으로 나타나는 경우가 많습니다. 허리 디스크와 같은 만성 질환에는 요가를 수련할 경우에도 몇 주나 몇 달 만에 해결하겠다는 조급함을 버리고 내 몸을 잘 살펴 무리하지 않으며 꾸준히 수련하겠다는 편안함과 의지가 가장 중요합니다.

이렇듯 허리 통증과 디스크는 잘못된 자세로 오래 앉아 있거나 몸을 잘 움직이지 않음으로써 근력이 상실되거나 근육 세포가 위축되어 생기는 경우가 많습니다. 그래서 일상적인 생활이 가능할 정도의 몸 상태라면 수련을 하는 것이 훨씬 더 좋습니다. 움직일 수 있을 때 움직여야, 움직이고 싶어도 못 움직이는 상황을 방지할 수 있다는 사실을 명심하십시오.

수련 시에는 허리를 많이 숙인다거나 서서 옆으로 많이 기울이지 않도록 하고 고개를 무리해서 젖히지 않도록 조심합니다. 또한 건강과 안전을 고려한 지침 사항을 반드시 지키며 수련하십시오. 그리고 전문적인 지식과 실수련을 겸비하며 수행자의 도리를 지키는 사람에게 지도를 받는 것이 좋습니다.

11. 요가 수련을 하려면 꼭 채식을 해야 합니까?

요가 수련을 하더라도 먹고 싶은 대로 음식을 먹는 사람과 또 수련과 식생활을 절제하며 지키는 사람도 있습니다. 분명한 것은 곡물과 채식 중심의 음식 섭취가 몸을 더 가볍게 하고 마음을 편안하게 해 준다는 사실입니다. 현대 과학에서도 그 점을 인정하는 보고가 많습니다. 하지만 초보자가 하루아침에 식습관을 바꾸거나 마음의 부담을 느끼면서까지 생활 패턴을 바꾸며 완벽하게 수련할 수는 없습니다. 무엇이든 무조건

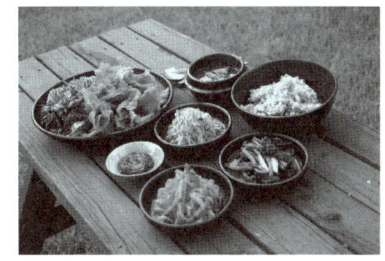

몸과 마음을 가볍게 만드는 우리 밥상

적인 것은 부작용이 따르게 됩니다.

12. 자연식을 주로 한다는데 성인 평균 칼로리 섭취가 부족하진 않나요?

우선 제 개인적인 생각으로는 칼로리 개념에 대해서 너무 기계적으로 인식하지 않았으면 합니다. 사람들은 배부르면 안 먹고 배고프면 먹습니다. 칼로리라는 것이 몸의 평균 기준이 될지는 몰라도 개인마다의 기준이 될 수는 없습니다.

소고기 한 근 저울에 달아서 계산하면 칼로리, 영양가는 나오겠지만 사람마다 각자의 체질이 달라 소화시키고 영양을 흡수·배설하는 능력이 모두 다릅니다. 한 선생님 아래 1등부터 꼴찌까지 있듯이 모든 사람이 다 같을 순 없습니다. 인간은 각자 자기만의 조정 능력과 정화 능력이 있습니다. 인간은 기계가 아닙니다. 인간은 우주의 축소판인 것입니다. 배부르면 안 먹고 배고프면 먹는 정도의 과하지도 부족하지도 않은 상태가 좋습니다.

1-2

초보자를 위한 요가 상식

1. 요가의 종류가 많다는데 어떤 것들이 있습니까?

요가는 그 역사가 오래된 만큼 그 종류 또한 다양합니다. 역사적으로나 학문적으로 정통성이 있는 요가의 종류를 소개하겠습니다. 먼저 인도 6학파에 속하는 삼키야(Samkhya) 학파[3]와 요가 학파에서 중요시하는 요가의 종류로는 크게 다섯 가지이며 라자-요가(Raja-Yoga), 즈나나-요가(Jnana-Yoga), 카르마-요가(Karma-Yoga), 하타-요가(Hatha-Yoga), 박티-요가(Bhakti-Yoga)입니다.

---

3) '수(數)'를 뜻하는 말에서 나와 '구별, 식별, 통찰력'이라는 뜻을 가지고 있다. 존재의 범주를 일일이 세듯 세속적인 자아와 초월적인 자아의 구분, 진리와 비진리의 구분, 실상과 허상의 구분을 위한 지식 또는 지혜를 통하여 통찰력을 얻는 방법을 추구한다. 요가 학파의 이론적 바탕을 제공한다.

라자-요가는 정신건강과 명상을 주로 하며 즈나나-요가는 궁극적인 실체와 비실체, 진리와 비진리를 식별하는 지혜를 중시합니다. 카르마-요가는 도덕적인 인과(因果)의 연쇄고리에서 벗어나기 위하여 몸과 마음, 그리고 그 결과를 발생시키는 의식을 초월해야 함을 중시하는 '자아초월적인 행동'의 요가입니다. 하타-요가는 음양의 에너지를 맞추기 위한 강력한 신체 단련을 위주로 하며 박티-요가는 신에 대한 사랑과 헌신의 요가입니다.

그 외 구체적인 기법상의 차이로 쿤달리니-요가(Kundalini-Yoga), 크리야-요가(Kriya-Yoga) 등이 있습니다. 그러나 오늘날 '요가' 앞에 이름 붙인 ○○요가들은 진정한 요가 철학적 개념에서 본다면 정통 요가라 할 수 없습니다. 현대인들이 하타-요가를 부분적으로 응용해서 만들어 내는 일종의 유행이라고나 할까요.

2. 현대인에게는 어떤 요가가 가장 적합한가요?

오늘날 전 세계에서 대중적으로 인기 있는 요가는 하타-요가(음양-요가), 라자-요가, 박티-요가, 크리야-요가, 카르마-요가 등입니다. 이 가운데 요가를 제대로 공부하고자 하는 사람이면 첫째, 육체적인 단련과 건강에 직접적인 영향을 주는 하타-요가, 둘째, 정신건강과 명상을 다루는 라자-요가, 셋째, 몸속을 정화하는 방법을 다루는 크리야-요가 이 세 가지는 반드시 체험해 보는 것이 좋습니다.

예를 들어, 도시의 직장인이나 학생들은 운동 부족과 의자에 오래 앉아 있어서 생기는 건강의 문제가 많습니다. 필연적으로 현대인들은 하체의 기능이 약해질 수밖에 없고 허리나 무릎관절, 또는 발목 부상도 잦은 편입니다. 몸 내부적으로는 가슴 압박과 위장 장애가 생겨 순환기 및 소화기 계통의 질병에 시달릴 수밖에 없습니다. 그런 사람들에게 하타-요가는 그 어떤 치료제보다 강력한 자기 방어제가 될 수 있습니다. 동시에 정신적인 스트레스를 해소하고 심리적인 안정을 위하여 호흡 수련과 라자-요가를 병행하면 금상첨화일 것입니다.

3. 미국이나 영국 등 서양에서도 요즈음 요가가 갑자기 유행이라던데 그 이유는 무엇인가요?

서양도 요가 열풍이 불고 있다고 할 수 있습니다. 그러나 지난 3~4년 동안 우리나라에서처럼 불같이 피어오르진 않았습니다. 서양에서 현대 요가의 역사는 우리보다 더 오래되었고 요가와 명상은 불교, 동양 의학, 동양 사상 등과 함께 주목받고 성장해 왔습니다. 요즘 서양 사람들이 요가와 명상, 불교에 더욱 큰 관심을 보이는 것은 그들의 가치가 물질의 극한점에서 정신으로 전환하고 있다는 것을 보여주는 것입니다. 달이 차면 기울듯이 말입니다.

20세기의 가장 위대한 역사학자 중 한 명인 아놀드 토인비는 옥스퍼드 재직 시절, 20세기의 가장 중요한 사건을 꼽아달라는 청중의 질문에 동양의 불교가 서양으로 건너온 일이라고 대답했습니다. 미국에는 현재 불교 사찰과 명상 센터가 1천여 개에 이르고, 불교 신자만 해도 1천만 명에 이른다고 하니 토인비의 말은 적중했습니다.

서구의 물질 중심적인 과학 기술은 빛과 어둠의 양날의 칼이라 할 수 있습니다. 그 결과 경제적 진보와 물질적 풍요는 이루었지만 빈부의 격차, 인간 소외, 전쟁, 폭력, 환경 파괴와 같은 문제를 동시에 발생시켰고 이는 양심과 의식 있는 사람들의 반성을 불러일으켰습니다. 자칭 지구의 평화를 수호하겠다고 외치는 미국은 말과는 다르게 지구 온난화의 가장 큰 주범이며 사실은 환경 운동에는 가장 소극적인 나라입니다.

이러한 극단적 모순 속에서 서양 사람들이 발견한 실낱같은 희망이 불교를 비롯한 동양 사상입니다. 특히 미국과 유럽의 지식인들과 젊은이들은 불교를 비롯한 동양 사상에 많은 관심을 갖고 있습니다. 그러나 그들은 일부 우리 불교의 기복적 신앙의 형태와는 다르게 경전 읽기와 명상 위주로 발전시켜 스스로 엘리트 불교 또는 신불교(new buddhism)로 차별화해서 부르고 있습니다.

요가 또한 이러한 흐름에서 이해해야 합니다. 서양의 엘리트들이 이렇게 요가와 불교 등에 심취한 가장 큰 이유는 역설적이게도 요가의 과학성입니다. 그들의 발달한 서양 의학이나 심리학, 철학 등으로 해결할 수 없는 문제들에 실마리를 제공하며 새로운 시각을 가져다주었기 때문입니다.

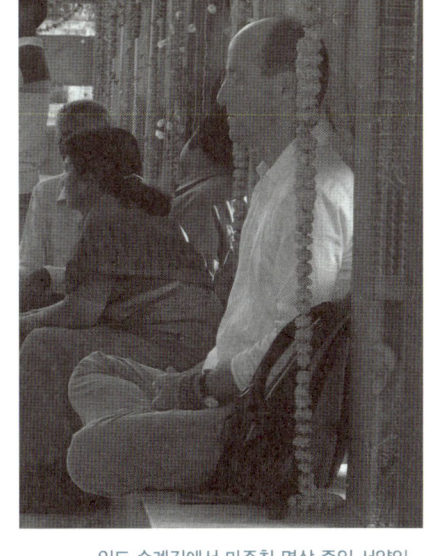

인도 순례길에서 마주친 명상 중인 서양인

요가나 불교가 왜 산중에 있지 않고 맨해튼까지 내려왔을까요? 맨해튼이 상징하는 것이 무엇입니까? 그곳은 미국에서도 가장 뛰어난 엘리트들이 모여 있는 곳으로 돈, 컴퓨터, 기계, 산업, 힘의 논리의 상징적 집합체입니다. 그런 곳에서 요가가 주목받고 있다는 것은 새로운 가치로 시대가 전환되고 있음을 보여주는 것입니다.

요가의 전통은 문중(門中)에 있습니다. 스승이 있고 제자가 있으며 우파니샤드[4] 전통에 따라 스승으로부터 제자에게로 스승의 비전이

---

4) 우파니샤드(Upanisad)라는 말은 '앉다'라는 뜻의 동사 'sat'와 전치사 'upa'와 'ni'가 합쳐져서 '(스승)가까이에 앉다'라는 뜻이다. 이것은 스승으로부터 제자에게 입에서 입으로 전해지는 비밀스러운 지혜에 관한 글로서 인도 문학의 특수한 장르인데, 현재 200여 수가 전해진다.

전수되는 것이 정통적인 요가의 전달 방식입니다. 현대에도 세계적으로 이런 전통적인 방식에 근거한 다양한 요가 문중과 그에 따른 요가 센터가 활발하게 활동하고 있습니다. 그와 동시에 미국에서도 유명 할리우드 배우나 가수들이 요가를 한다며 더욱 유행을 부추겨 정통 요가가 아닌 몸매 다듬기 식의 일부 변질된 형태의 요가가 있습니다. 그리고 문중이나 정통 요가 학파의 개념이 아닌 스타 강사 이름을 딴 유행 스타일의 요가나 기계적인 장치를 이용하는 요가 비슷한 것이 소개되기도 합니다. 비크람, 지반묵티, 필라테스 등이 바로 그것인데 이건 일부에 불과합니다. 우리나라도 미국의 이런 영향을 받아 핫요가, 특정 연예인 이름을 딴 요가, 또는 다이어트와 연계한 페이스 요가 등이 호응을 얻고 있습니다.

　제가 한국의 전통 사상을 바탕으로 『음양 요가』라는 책을 쓴 이유는 너무나 명확합니다. 우리는 요가를 인도 사람처럼 배울 필요는 없습니다. 왜냐하면 요가는 인도만의 것이 아닌 인류의 보편적인 문화유산이기 때문입니다. 예를 들어 오늘날에 불교를 인도만의 종교로 이해하고 믿는 사람은 없습니다. 불교나 기독교는 지역적 특성을 넘어서 인류에게 보편적인 종교입니다. 불교의 정신이 수천 년 역사 속에 자취를 감추지 않고 전해 내려올 수 있었던 것은 불교가 우리의 토속적인 문화와 융합해서 한국적인 불교의 틀을 갖추었기 때문입니다.

우리나라 사람들은 구조적으로 서양인보다 팔다리가 짧기에 어떤 동작을 할 때 서양인보다 다소 덜 멋있게 보입니다. 오히려 인도 사람들의 몸의 구조가 서양 사람들과 비슷해서 일부 아사나 동작은 우리들보다 서양 사람들이 더 어울린다고도 볼 수 있습니다. 인도식 요가를 지나치게 따라하거나 난이도 높은 동작만 습득한다면 생활 속의 요가를 실천한다고 할 수 없습니다.

몇몇 사람들의 경우처럼 인도의 기후에 맞춰 수련 분위기를 조성하고 인도 옷을 입고 인도 말을 쓰며 우리에게 잘 맞지도 않는 동작을 하라고 한다면 이는 전혀 우리 한국인의 생활을 고려하지 않는 요가인 것입니다. 그래서 요가를 생활 속의 건강법으로 접근하려면 우리 실정에 맞는 새로운 해석이 필요합니다.

제가 우리 역사 속 인물 중에서 가장 존경하는 분이 원효 대사인 것도 그 이유에서입니다. 의상 대사와 함께 당나라로 유학을 가던 중에 원효는 해골에 괴어 있는 물을 마시고 '진리는 마음 밖에 있지 않다'는 깨달음을 터득하고 그 길로 유학을 포기하고 신라로 돌아옵니다. 이후 원효 대사는 왕실 중심의 귀족 불교를 민중들에게 대중화하는 데 앞장섰던 실천가였을 뿐만 아니라 유불선의 도를 모두 섭렵하고 승속을 뛰어넘어 일심 사상과 무애 사상을 펼치는 등 한국 불교사에서 가장 뛰어난 분으로 남게 되었습니다. 저는 모든 대립과 차별을 하나의 일심 사상으로 이해하는 원효의 사상에서 요가를 이해하는 데 중요한 영감을 얻었습니다. 이처럼 이미 요가의 가르침이 우리 민족의 훌륭한 정신과 생활 문화로 이어져 내려왔음을 인식해야 합니다.

4. 신체를 단련하는 방법으로 조깅, 등산, 줄넘기 같은 것이 있는데, 이것을 하타-요가(음양-요가)와 비교하면 어떤 것이 좋습니까?

무엇과 무엇, A 아니면 B라는 식의 비교론과 이분법의 사고방식이 바로 비(非)요가적인 상태입니다. 한날한시에 태어난 쌍둥이도 개성이 다른데 저마다의 특성을 고려하지 않고 모든 사람에게 무조건 어떤 운동이 좋다고 말할 수는 없습니다.

일반 스포츠 개념으로 요가를 보아서는 안 됩니다. 숨 쉬지 않고 살 수 없듯이 요가는 인간의 삶에 녹아들어 인류의 역사만큼이나 오랜 세월 동안 존재해 왔습니다. 요가 수련의 바탕에서 당신이 골프를 치거나 등산, 달리기, 줄넘기를 한다면 척추와 관절, 인대의 부상을 최대한 줄이고 운동 효과를 높일 수 있어서 더 큰 만족을 느낄 것입니다. 단, 의학적인 관점에서 비만인의 경우 달리기나 줄넘기를 하면 무릎이나 발목 부상을 당하기 쉬우므로 어느 정도 체중을 조절해서 상하체의 균형을 맞춘 다음, 그와 같은 운동을 하라고 권하고 싶습니다.

5. 다양한 운동법, 호흡법, 명상법 등 건강을 주제로 한 많은 아이템이 쏟아져 나오고 있는데, 초보자들에게 어떤 조언을 해 주실 수 있는지요?

가장 자연스러운 것이 가장 좋은 것이며 상식에 부합하는 것입니다. 초보자일수록 무리하지 말고 차근차근 하는 것이 좋습니다. 제가 말하는 '상식'이란 말에서 보편성을 주목해 보세요. 무엇이든 자극적이거나 비범함을 보여주려는 책이나 사람과는 거리를 두라고 말하고 싶습니다.

6. 텔레비전이나 책을 보면 요가를 하는 사람들이 괴상한 동작을 하던데 몸이 뻣뻣한 사람도 요가를 할 수 있나요?

몸이 굳어있는 분일수록 더 요가를 하셔야 합니다. 요가는 굳어있는 근육과 신경, 관절을 빠르고 안전하게 풀어줍니다. 하지만 몇 번의 텔레비전 방송이나 몇 권의 책으로 5천 년이 넘도록 내려온 요가의 철학을 다 담을 수는 없습니다. 그리고 아주 어려운 동작은, 솔직하게 말해서 나는 내가 할 수 없는 동작을 누군가가 잘한다면 그걸

괴상하게 보는 것입니다. 아사나 중에 하기 어려운 동작도 분명히 있지만 이는 몸과 마음을 단련하기 위한 아주 중요한 수련입니다. 아마도 지구상에서 인간만이 표현할 수 있는 하나의 예술일 것입니다.

하지만 텔레비전에 나오는 요가 동작 시범자 중에는 훌륭한 분도 계시지만 그렇다고 그들이 모든 요가 수행자의 입장을 대변한다고 할 수는 없습니다. 진정한 요가 수행자는 몸의 유연성이나 동작 그 자체만을 수련의 척도로 삼지 않습니다.

7. 요가 수행자 입장에서 오늘날 프로 스포츠 선수들의 건강 개념을 어떻게 보십니까?

현대의 스포츠는 크게 두 갈래가 있습니다. 엘리트 체육과 사회 생활 체육입니다. 국가적으로 뒷받침하는 것입니다. 엘리트 체육의 육성은 근대 올림픽을 계기로 하여 세계적으로 진행되었습니다.

그러나 오늘날, 본래의 올림픽 정신과 목적이 흔들리는 것은 아닌가하는 의구심을 갖게 됩니다. 올림픽이 일부 강대국을 위한 잔치같이 변질되고, 일부에서는 올림픽의 우승을 목표로 한 출전 선수들에게 지나친 경쟁심과 우승에 따른 보상 심리를 자극하여 근육 강화제 등의 약물을 남용하는 비양심적인 행위가 버젓이 행해지고 있습니다. 또 어떤 선수들은 자신의 기량과 기록 향상을 위해 지나치게 근육을 강화하거나 우람한 체격을 만들기 위해 무리를 하다 보니 오히려 면역 체계가 약해지기도 합니다.

겉으로는 봐서는 선수들이 일반인들보다 힘이 세고 근육도 발달했지만 그들의 평균 수명이 일반인의 그것보다 적다는 통계 사실과 참다운 요가 수행자 대부분이 90세 이상 장수(長壽)한다는 것으로 보아 요가는 살아 숨 쉬는 생명력 강화에 그 의미가 있다는 것을 알려줍니다.

이런 점이 문제가 되었기에 일찍이 유럽에서는 생활 체육이라는 개념으로 일반 대중을 위한 스포츠가 등장했습니다. 우리나라에서도 생활 체육의 일환으로 요가, 태권도, 수영, 볼링 등을 널리 보급하고 있는데 올바로 정착하기에는 아직 시간이 더 필요하다고 봅니다. 대다수의 일반 국민들이 자신의 건강을 위해서 사회생활 체육 시설을 이용하려면 아직도 부족한 점이 많습니다. 그리고 중요한 문제는 어떤 경우이든 개인의 건강이 사회와 국가의 건강에 직결된다는 점입니다.

8. 요가와 일반 스포츠를 함께하면 더 효과적입니까?

요가 수련을 스포츠 선수들에게 응용하면 더 좋은 효과를 낼 수 있습니다. 예를 들어, 양궁에서 요가의 호흡법과 명상법은 선수들의 집중력을 높이고 정신을 맑게 하는 중요한 역할을 할 것입니다. 검도의 경우에도 같은 의미에서 경기력 향상은 물론 선수 개인의 정신력에도 좋을 것입니다. 수영, 다이빙, 싱크로나이즈 스위밍, 잠수 등의 수중 경기 선수에게 요가의 호흡법은 엄청난 효과를 줄 수 있습니다. 일전에 국내에서 개봉된 영화로 무산소 잠수 세계 챔피언들의 우정과 인생을 그린 프랑스 영화에서 요가 호흡법을 배운 선수가 등장합니다. 이 외에도 모든 종목에서 요가를 본 운동 전후에 실시하는 스트레칭으로 응용하면 아주 좋습니다.

오늘날 돈에 물들고 얼룩진 선수도 일부 있겠지만 저는 진정한 스포츠맨들은 대부분 단순할 거라고 생각합니다. 제가 말하는 단순하다는 의미는 딱 부러지며 뒤에서 복잡하게 잔머리를 굴리지 않는다는 뜻입니다. 진리는 단순하고 의지력이 있는 사람 가까이 있습니다. 왜냐하면 진리는 매우 상식적이고 자연스러운 것이니까요.

9. 요가와 초능력의 관계를 알고 싶습니다.

요가에서 초능력인 싯디(siddhi)[5] 는 오랜 세월 성실히 수련을 한 사람들이 얻게 되는 자연스러운 현상의 하나입니다. 요가의 다양한

---

5) '성취, 완성, 성공'이라는 뜻으로 요가 수행을 통해 얻은 열매를 말한다.

수련 체계는 보통사람 이상의 뛰어난 능력과 통찰력, 판단력, 직관력 등을 제공하기도 합니다.

그런데 진정한 의미의 초능력이란 무엇일까요? 물 위를 걷는다거나 순식간에 100m를 달리고 앞날을 예견하는 일만은 아닙니다. 참다운 수행자에게 그런 것은 그다지 중요하지 않습니다. 초능력 현상은 개인마다 다를 수 있는데 그런 능력을 부여받았다는 것은 자신의 요가 수행이 발전하고 있다는 의미일 뿐 그 이상도 그 이하도 아닙니다. 올바른 요가 수련을 통해 얻는 진정한 목적은 진리를 획득하는 것뿐입니다.

저는 과학이 우주와 인간에 관하여 밝혀낸 많은 것들을 인정하지만 그와 동시에 현대의 과학기술로 밝혀내지 못한 것들을 모두 부정하거나 미신으로 모는 것은 인정할 수 없습니다. 마찬가지로 요가 수련을 통해서 생긴 능력을 가지고 '기(氣)' 운운하며 뚱딴지같은 소리나 하는 것 역시 이해할 수 없습니다.

오늘날 이런 현상은 그냥 한때 지나가는 바람일 뿐입니다. 그러나 사람들은 그렇게 한때 지나가는 바람에 너무 흥분합니다. 아마도 그것은 진정한 자기 것이 없기 때문일 것입니다. 제대로 된 사고방식을 가진 사람은 자신의 삶을 진지하게 탐구하며 선입견을 버리고 자신의 사명과 책임을 알게 됩니다.

오늘날과 같은 혼돈의 시대일수록 진정한 초능력이 있는 사람이라면 그 능력을 이용하여 사리사욕을 채우거나 혹세무민하는 따위의 행동은 결코 하지 않을 것입니다. 우리는 각자 어떠한 것이 열심히 사는 모습인지 분별해야 합니다. 어느 시대고 엘리트가 되는 것이 중요하지 않습니다. 엘리트가 된 다음에 무엇을 어떻게 해야 하는지를 아는 것, 그것이 초능력조차도 극복하는 정도(正道)입니다.

10. 요가 수련을 열심히 하면 병원에 가지 않아도 되나요?

이건 제대로 된 질문이랄 수 없습니다. 제가 여러분에게 무엇을 하라, 하지 말라고 말할 수는 없습니다. 요가의 가르침에서 참다운 수행의 장애 가운데 하나로 질병을 꼽는데, 질병이 있는 사람은 수행하기 어렵기 때문입니다. 보통은 손가락 하나만 가시에 찔려도 눈물을 흘리며 아파합니다. 이 말을 거꾸로 해석하면 요가의 수행법에는 질병을 극복하기 위한 좋은 수련 체계가 있고, 질병으로부터 벗어나야 비로소 본격적인 요가 수행이 진행된다는 말입니다.

하지만 요가를 수행하는 목적이 병원에 가지 않기 위함은 아닙니다. 저는 요즘 사람들이 요가를 병을 치유하는 수단과 방법으로 전락시키는 견해에 찬성할 수 없습니다. 동양 의학과 서양 의학은 각각의 장점을 가지고 있습니다. 그래서 현대 의학의 모든 치료 방법으로도 회복이 불가능하다는 사람이 요가나 자연 식이요법과 같은 자연적인 방법과 동양 의학으로 건강을 찾은 사례가 얼마든지 있습니다. 그러나 어떤 경우엔 현대 의학에 의존하는 게 환자를 위해 더 지혜로울 수도 있습니다. 당신이 인체를 정확하게 이해하고 자신에 대한 믿음과 의지가 있다면 이 말을 충분히 이해하실 것입니다.

아유르베다(Ayurveda)라고 하는 요가의 고전 의학을 보면 오늘날 현대 의학자들의 관점에서 보아도 놀랄만한 내용이 있고, 또 유사한 개념도 많습니다. 현대 의학을 발전시킨 서양에서조차 신경정신과 계통과 물리치료 분야에서 요가의 운동법과 명상을 다양하게 도입하고 있는 실정입니다. 그건 서양인들이 요가를 정확하게 수련하면 면역 기능, 자연 치유력, 병에 대한 저항력, 자생력이 향상된다는 것을 분명히 알았기 때문입니다. 그러니 요가 수련을 하고 안 하고, 병원에 가고 가지 않고를 너무 이분법적으로 보지 말라는 것입니다.

11. 정신적인 스트레스나 육체적 고통이 있는 사람이 요가 도장을 많이 찾는 현실을 어떻게 생각하십니까?

스스로의 힘으로 움직이고 숨 쉴 수 있고 의지가 있는 사람은 수련을 통해서 건강을 회복할 수 있습니다. 그러나 저는 몸을 움직이기조차 힘든 사람들에겐 식이요법이나 병원의 도움을 받으라고 합니다. 도장(道場)은 몸과 마음을 닦는 곳이며 모든 직업, 성별, 연령을 초월해서 함께 공부하는 장소일 뿐이니까요.

12. 현대인들은 왜 스트레스를 많이 받을까요?

스트레스(stress)란 과연 뭡니까? 스트레스는 우리의 삶을 이루는 자연스러운 한 부분인데, 단지 그에 대처할 능력을 잃었을 때 문제가 됩니다. 권태감에 싸인 사람들이 간혹 신선한 자극이 필요하다는 말을 할 때 그 자극이 바로 긍정적인 역할을 하는 스트레스입니다.

그러나 오늘날 수많은 사람들이 긴장된 문화와 구조 속에서 살고 있습니다. 가정, 학교, 직장 등 모든 사회생활에서 끝없이 앞만 보

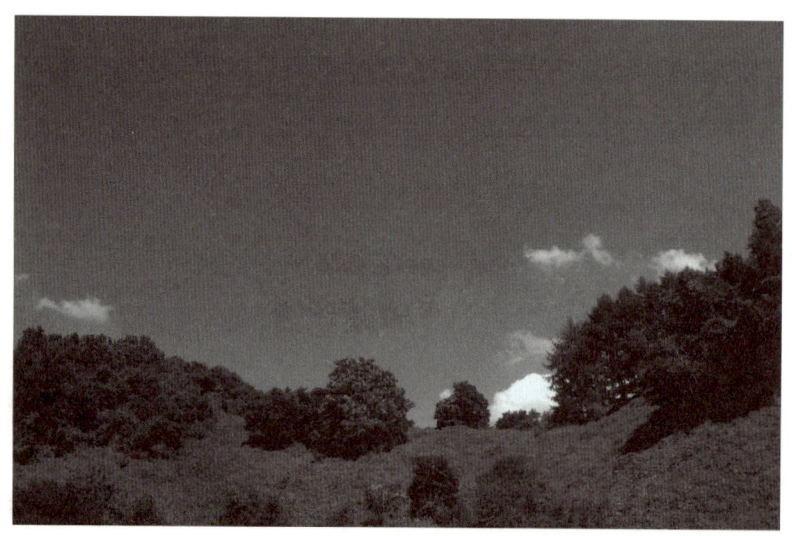

국제명상센터 내안의 뜰의 하늘과 언덕

고 위만 보라고 재촉합니다. 그러나 세상엔 하늘만 있는 것이 아니라 땅도 있습니다. 사람만 있는 것이 아니라 자연도 있습니다. 여러분은 욕심 때문에 스스로 스트레스를 만들고 있지는 않은지 한번 돌이켜 보십시오. 똑같은 상황이라도 스트레스를 덜 받는 사람이 있는가 하면 남보다 더 열 받고 힘들어하는 사람이 있습니다. 스트레스를 받는 것은 자기 몸 안팎의 에너지 순환의 균형이 깨졌기 때문입니다.

13. 직장 생활에서 쌓인 스트레스를 어떻게 하면 요가를 통해 풀 수 있을까요?

    사람은 누구나 성공하길 원합니다. 오늘날의 가치 기준으로 본다면 사회적인 성공이 더 많은 부와 명예 그리고 안락한 노후 생활을 보장해 준다고 믿기 때문입니다. 그러나 여러분들은 출세를 위해서 투자하는 시간과 노력, 그리고 그 돈의 단 10%라도 건강에 투자하고 있는가를 먼저 자문자답해 보시기 바랍니다. 직장을 다니는 게 단지 먹고 살기 위해서는 아닙니다. 만약 먹고 살기 위해서라면 직장 때문에 몸을 망치면서 이를 먹고 살기 위해서라고 말할 수 있을까요?

    많은 사람들은 이와 같은 너무나 상식적인 문제를 너무나 어렵게 풀고 있습니다. 이런 혼돈이 어디서 왔는지 잘 살펴보시기 바랍니다. 자신이 잘못했기 때문인지, 직장이 잘못되었기 때문인지, 아니면 어디에서 그런 문제가 시작되었는지를 찾아낼 필요가 있습니다. 크든 작든, 의미가 있든 없든 간에 세상의 문제는 반드시 해답을 가지고 있으며 저마다의 숙제는 다 이유가 있어서 주어지는 것입니다.

차라리 즐거운 마음으로 부딪히십시오. 그리고 인간은 어떤 악조건에 놓이더라도 살아남을 수 있는 그런 능력이 있음을 믿으십시오. 인생의 어려움을 헤쳐나가기 위해 이런 믿음이 중요합니다. 그리고 다음 사항을 실행해 보십시오.

한번쯤 자신을 관찰해 보십시오.
진정으로 휴식을 가져 보십시오.
참으로 혼자 조용히 있어 보십시오.
정답은 내 머릿속과 마음속에 있다고 확신하십시오.
그래서 실천 가능한 것부터 성공해 나가는 습관을 기르십시오.

14. 요가의 아름다움이라는 표현을 자주 쓰시는데 그 아름다움이란 무엇을 의미합니까?

A. 침묵하는 힘입니다.

Q. 그러면 요가를 하면 말이 적어지나요? 그래서 일부 사람들은

요가를 수련하면 다소 은둔적이 된다고 하는데….
A. 당신은 잠자고 있으면서 말을 합니까?

Q. 예? 무슨 말씀이신지요?
A. 지금껏 살아오면서 단 한번이라도 진정한 숙면을 취한 적이 있습니까?

Q. 그런 적 있습니다.
A. 숙면은 인간의 자연스러운 휴식입니다. 현대인의 불행은 진정한 휴식이 없다는 것입니다. 숙면을 자연스러운 휴식이라고 하면 요가는 적극적인 휴식입니다. 휴식할 때는 어떤 바보도 떠들고 돌아다니지 않습니다.

Q. 침묵하는 데도 어떤 힘이 필요한가요?
A. 똥 한번 시원하게 눠 봐도 알 수 있습니다(자연스러운 생리 현상에도 기운이 필요한데 하물며…).

1-3

요가의
철학적 원리

1. 요가를 한 마디로 쉽게 설명하면 무엇입니까?

　요가라는 말의 뿌리는 '함께 묶는다, ~에 단단하게 붙잡아 매다' 라는 동사의 뜻과 '합일, 통일, 조화' 라는 명사의 뜻을 가진 '유즈(yuj)'라는 산스크리트어입니다. 고대에 요가를 수행했던 사람들은 요가를 자기 존재를 확인하는 하나의 수단으로 받아들였습니다. 인생 자체를 하나의 고통으로 보았기 때문에 이런 반복되는 윤회에서 영원히 해방되기 위한 방편으로 요가를 수행했던 것입니다.

　대자유를 얻기 위해서는 현실 도피가 아닌 극기할 수 있는 강력한 정신 통일이 필요하며 요가는 이에 대한 적절한 수련 체계를 제공합니다. 당신이 어느 누구에게도 구속받기 싫다면 반드시 그만큼의 자기 노력이 뒤따라야 합니다. 요가의 철학적 관점에서 본다면 우주엔 그 근본의 중심과 출발점이 있습니다. 그 근본을 회복하고자 하는 하나의 수련으로 요가를 보면 됩니다.

2. 요가에도 교과서나 경전이 있습니까?

물론 있습니다. 요가는 오랜 세월동안 그 기법이 다양하게 발전되어 왔고 그런 다양성 때문에 요가라는 이름 아래서 간혹 괴상한 모습을 보이는 사람에서부터 신비적인 주술가, 학자, 실천적인 수행자에 이르기까지 요가와 관련된 형태는 정말 다양합니다. 하지만 학문적이든 단지 건강 차원이든 요가에 입문하고자 한다면 제대로 요가를 이해할 수 있도록 인도의 현자(賢者) 파탄잘리(Patanjali)가 정리한 『요가 수트라(Yoga Sutra)』를 반드시 참고해야 합니다.

예를 들어 불교를 공부하고자 하는 사람이라면 『숫타니파타』, 『법구경(法句經)』, 『반야심경(般若心經)』 등의 핵심 경전을 먼저 구해야 할 것입니다. 기독교도로서의 삶을 산다면 특히 신약의 대표적인 지은이인 요한을 통하지 않고서는 예수의 행적과 가르침을 제대로 이해할 수 없으리라 봅니다. 또한 과학도라면 고전 물리학에서부터 오늘날의 양자역학과 혼돈의 과학에 이르기까지 과학사의 흐름을 주의 깊게 관찰해야 할 것입니다. 『요가 수트라』가 차지하는 비중은

이 정도라 하겠습니다.

그 다음에 일반적인 고전 경전으로는 『우파니샤드(Upanisad)』, 『바가바드 기타(Bhagavad Gita)』가 있으며 『하타 요가 프라디피카(Hatha-Yoga Pradipika)』, 『게란다 삼히타(Gheranda Samhita)』 등도 있습니다.

3. 요가 가르침의 핵심은 무엇입니까?

파탄잘리의 『요가 수트라』 제1장 제2절에서는 '요가는 마음의 동요를 제거하는 것'이라고 정의하고 있습니다. 그 경지를 해탈, 열반, 득도, 삼매, 견성, 성불, 구원, 신과의 합일, 깨달음, 마음 편함 등 뭐라 부르든지 상관없습니다. 물론 학문적으로 따지자면 명상도 여러 단계가 있고 불교의 깨달음 단계에도 여러 구별이 있지만 넓게 이야기하자면 그렇다는 것입니다.

요가는 융통성 없는 체계를 맹신하거나 강요하지 않습니다. 비록 실천하기 힘든 고행이라도 삶을 선택하는 건 각자의 몫입니다. 무엇이 더 자유롭고 아름다운 삶일까요? 요가는 관념적이거나 추상적이지 않습니다. 요가는 자연스러운 삶을 따릅니다. 예를 들어, 수험생이 공부하다가 졸릴 경우 요가의 가르침대로 한다면 세수하고 다시 정신을 차리는 것입니다. 그래도 졸리면 자라고 합니다. 머릿속에 들어오지도 않는데 억지로 책만 붙들고 있다고 공부가 되는 것은 아닙니다. 이런 것은 요가의 자연스러움을 거스르는 것입니다.

자연의 순리와 내 몸의 사이클이 맞게 사는 것이 중요합니다. 몸과 마음이 건강하다면 무슨 일이든 할 수 있습니다. 요가가 현실적이라고 하는 이유는 바로 이런 원리를 따르기 때문입니다.

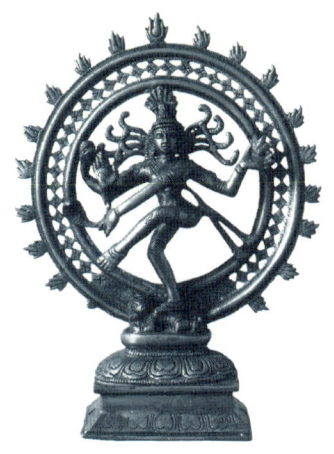

요가의 주신(主神)인 시바(Siva)

4. 좀 더 공부하고자 하는 사람들을 위해 요가 철학의 핵심을 말씀하신다면요?

요가라는 뜻이 조화, 균형, 통일인 것에서 알 수 있듯이 요가를 수련하는 이유도 음과 양, 서로 다른 두 개의 상반되는 에너지를 조화하고 통일하는 의미입니다. 요가의 철학적 원리로 설명하자면 아트만(Atman)[6]과 브라만(Brahman)[7], 즉 소우주와 대우주의 결합입니다. 여기서 아트만과 브라만은 개별적으로 분리된 의식이 아니고

---

6) 경험적 자아(self) 또는 초월적 자아(Self) 등 문맥에 따라 달리 쓰인다. 여기서는 초월적 자아를 뜻한다.
7) '성장하다, 팽창하다, 확대하다'라는 뜻의 동사 'brih'에서 나온 말로 '막대한 팽창'이라는 뜻이다. 이 말은 절대자, 절대성을 뜻하며 우주의 신성한 힘을 상징한다.

나의 아트만적 의식이 점점 커져서 대우주와 같아지는 것입니다. 그래서 요가를 하는 사람들이 요가를 '우주적 의식이다'라고 자주 이야기합니다.

그런데 우주적 의식은 어디에 있을까요? 내 마음에 우주가 있고 세상의 원리가 있는데 사람들은 밖에서만 찾습니다. 아트만의 씨앗 속에 브라만이 있는 것처럼 우주적 의식은 먼저 내 자신을 갈고 닦는 것과 연결됩니다. 우주적 의식을 말하며 실제는 내가 살고 있는 방, 동네, 골목조차 청소하지 않는다면 이 모든 이야기는 허무맹랑한 소리가 될 수밖에 없습니다.

우주를 이야기하기 전에 우리는 먼저 내 자신 그리고 우리가 몸담고 있는 사회, 민족, 국가, 인류의 의식을 극복해야 합니다. 극복한다는 것은 무시하는 것이 아니라 이해를 통한 극복입니다. 이해를 전제로 하지 않으면 초월이 아니라 무관심일 뿐입니다. 내 자신에 대한 이해가 넓어지고 넓어지다 못해 사회로 확장되고 결국 국가, 인류로까지 확장되는 것입니다. 제가 몸담고 있는 홍익요가협회의 설립 취지문을 보면 그와 같은 원리에 관해 다음과 같이 밝히고 있습니다.

"요가 수련이 단지 개인적인 건강과 관심의 차원을 넘어서 또한 단순한 경제적인 목적을 위한 직업으로서 인식되고 행해지는 것이 아닌 사회와 인류를 위한 헌신과 봉사로 확대되어야 할 것입니다. 그래야 요가의 본질이 그대로 유지, 발전될 것입니다."

5. 수천 년 동안 내려온 요가의 수련 방법도 현대적으로 바꿔어야 하지 않을까요?

근본적으로 달라질 것은 없습니다. 물론 옛날이나 지금이나 요가 수련은 공해에 찌들고 시끄러운 도심보다 공기 좋고 물 맑은 조용한 곳에서 하는 것이 가장 좋습니다. 오늘날 인도에서도 요가 수행자들이 많이 수행하는 곳은 북인도의 히말라야 산맥 쪽입니다. 하지만 현실적으로 얼마나 많은 사람이 그동안 자기가 적응해 온 문화 공간, 생활 터전을 버리고 떠날 수 있을까요? 그래서 기계화와 산업화의 물결에 파묻혀 있는 현대인들은 무엇보다도 자기 현실에 맞춰 건강을 지키는 수련 계획이 필요합니다. 예를 들어 도시인들은 움직임이 적어서 몸 자체가 굳어 가는 정도가 심각한 상태입니다. 유연성을 회복하는 일은 자신의 건강뿐 아니라 업무 능률을 높이는 데에도 상당히 도움이 될 것입니다. 몸이 유연해지면 정신도 맑아집니다.

대부분의 사람들은 정신과 몸을 따로 구분해서 생각하고 몸이 조금 아프면 지나치리만큼 많은 종류의 약을 먹습니다. 더욱 위험한 일은 텔레비전 광고만 보고 스스로 약사가 되어서 약을 오용, 남용

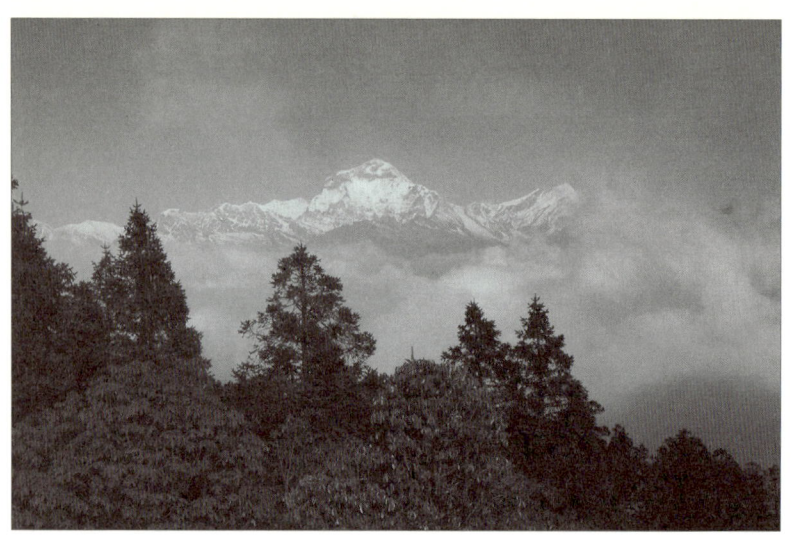

히말라야 순례길의 안나푸르나 사우차

하는 것입니다. 이런 사람들은 앞날의 건강을 기약할 수 없습니다. 왜냐하면 약물에 중독된 사람은 체내 순환 체계와 신경 전달 체계가 무너지면서 인체의 자연스러운 조화와 흐름이 깨지기 때문입니다. 그러므로 약물에 중독되고 그 힘에 의존하는 사람은 진정한 자유를 향한 탈출구를 절대로 찾지 못할 것입니다. 반대로 진정한 요가 수행자들을 한번 보십시오. 그들은 세월의 맹공격에도 건재합니다. 그것도 건강과 젊음을 유지하면서 말입니다.

6. 요가가 어떤 종교적 교리가 있거나 특정 종교와 관계가 있습니까?

요가 자체를 지구상에서 존재하는 기성 종교의 개념으로 판단해서는 조금 곤란합니다. 왜냐하면 요가의 입장에서 보면 어떤 종교를 가지고 있거나(여기서는 예불, 예배, 미사 등 기타의 종교 행사에 참여하거나 종교 단체에 가입한 사람) 그렇지 않거나 또는 종교인이라면 어떤 종교든 상관없습니다.

요가의 궁극적인 목표는 대자유를 회복하는 것입니다. 회복이라는 말을 쓰는 이유는 인간은 누구나 대우주(하느님이나 신이라고 해도 좋고) 안에서는 평등하다고 보기 때문입니다. 그래서 그 평등을 우선 회복하면 사람들이 만들어 놓은 인위적인 수직 관계와 사회적인 억압과 자기 마음의 구속으로부터 벗어날 수 있습니다.

7. 우리나라의 전통 수련과 요가 수련의 차이점은 무엇입니까?

솔직하게 말해서 한마디로 대답할 입장이 못 됩니다. 나름대로 그동안 우리 역사와 정신, 수련 체계에 관심을 갖고 요가 등 정신 세계와 건강을 공부하면서 몇몇 전통 수련에도 접근해 봤는데, 각각 나름대로 좋은 점들이 많습니다. 다만 우리 겨레의 전통과 맥을 잇는 전통 수련법을 알고자 한다면 우리는 먼저 그동안 잘못 공부했던 우리의 역사, 특히 상고사(上古史) 부분을 복원하고 손질해야 합니다. 구한말 계연수(桂延壽) 선생이 쓰신『한단고기(韓檀古記)』라는 상고서가 발굴되면서 우린 그동안 의문시되었던 한민족 역사의 많은 부분을 해결할 좋은 기회를 얻었습니다.

그 중에서 밝혀진 우리 겨레의 3대 경전 중 하나인『천부경(天符經)』은 매우 중요한 자리를 차지하입니다.『천부경』은 무려 9천 년 전 한국(韓國)에서 말로 전해진 구전지서(口傳之書)로서 6천 년 전에 이르러 배달국(倍達國)의 한웅천제(韓雄天帝)께서 신지(神誌) 현덕(賢德)에게 명하여 고대 문자인 녹두문으로 기록케 했다고 합니다. 그『천부경』을 바탕으로『삼일신고(三一神誥)』가 만들어졌으며 그 제5장에 나오는 인물편(人物篇)에 지감(止感), 조식(調息), 금촉(禁觸)이라는 도통(道通) 원리가 명시되어 있습니다. 그러나 불행히도 단군 이래 구체적으로 어느 것이 그 원리를 100% 달성할 수 있었는지 알 수 없습니다. 그건『삼일신고』와『한역(韓易)』그리고 더욱 중요한『천부경』의 내용과 속뜻을 확연히 깨닫고 간파하기 전에는 불가능하리라 봅니다. 몇백 년 전부터 내려오는 몇몇 수련법과 무예가 최근에 소개되고 있는 것은 우리 정신을 조금이라도 살린다는 의미에서 매우 뜻있는 일이며 연구해 볼 가치가 있다고 생각합니다.

8. 보통은 환인, 환웅으로 쓰는데 선생님께서는 한(韓)으로 사용하시는군요?

그 부분에 관해서는 서로 다른 입장들이 있는데, 제 개인적으로는 한인, 한웅, 한국 등은 '하늘'에서 나온 말이므로 한자로는 '韓', 즉 '한'으로 쓰고 읽어야 한다는 견해에 동의합니다.

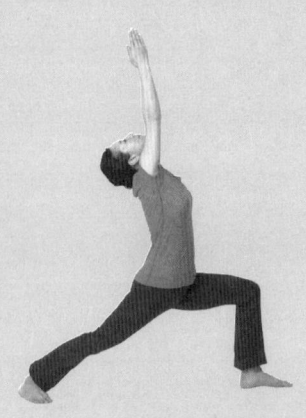

아사나 동작을 살펴보면 직선적 흐름의 양(陽)의 에너지가 있고 그 직선의 에너지를 유지하기 위한 곡선적인 음(陰)의 에너지가 있는데 그 두 가지가 균형을 이루는 것이 바로 음양-요가입니다. 음양에서 태극이 나오는 원리도 그와 같습니다. 달은 음의 여성적인 에너지를 상징하고 해는 양의 남성적인 에너지를 상징하는데, 남성과 여성, 양과 음 이 둘의 에너지가 절묘하게 만날 때 강력한 힘이 나오게 된다는 것이 바로 음양-요가의 원리입니다.

2. 정통 요가 실수련

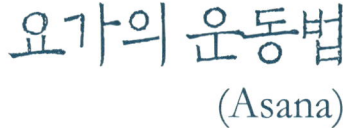

요가의 운동법
(Asana)

1. 요가 운동법 중 박쥐 자세를 하다 보니 양 넓적다리가 당기고 알 같은 것이 생겨 근육이 뭉치고 푸르스름하게 멍든 것 같습니다.

더운 물 찜질, 마사지로 풀어주고 가능한 천천히, 호흡을 맞추어

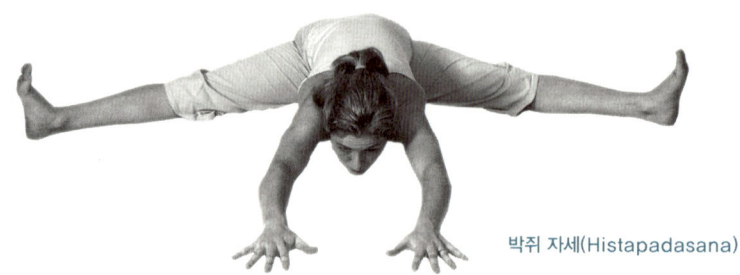

박쥐 자세(Histapadasana)

서 수련해야 합니다. 다리를 억지로 벌리거나 과시하기 위해서 무리하면 수행이 되지 않습니다.

2. 물구나무서기 자세를 할 때 체중이 머리에 실려서 아프고 오래 할 수도 없는데 왜 그런가요?

물구나무서기 자세라고 해서 다를 바가 없습니다. 정확하게 배워서 바르게 하면 편안하게 할 수 있습니다. 체중이 정수리에 실리는 것은 정확하게 하지 않아서 그렇습니다. 머리를 내리눌러서 좋을 것은 하나도 없습니다. 특히나 정수리는 깨달음의 최종 단계를 여는데 결정적인 역할을 하는 에너지 센터인 사하스라라 차크라(Sahasrara cakra)[8]의 위치입니다. 또 자칫 잘못하면 목뼈를 다칠 위험도 있습니다.

물구나무서기는 깍지를 한 손과 팔꿈치가 정삼각형을 이루도록 하여 체중을 그 삼각형에 고루 분산시켜 머리에 힘이 덜 실리게 해야 합니다. 그리고 초보자는 벽에 대고 연습하는 것부터 시작하십시오. 그리고 어느 정도 준비 운동을 해서 몸을 풀고 안정된 다음 차분하게 하시기 바랍니다.

---

8) 차크라는 '움직이다'는 뜻의 동사인 'car'에서 나온 말로 '바퀴, 원'이라는 뜻으로 윤회의 바퀴를 상징하기도 한다. 인체에서 말하는 차크라는 우리 몸에 우주의 원천적 생명력 또는 신성한 정신 에너지가 저장되어 있는 장소로 요가에서는 7개의 차크라가 있다고 본다.

3. 고혈압이 있거나 심장이 나쁜 사람이 물구나무서기 자세를 해도 되나요?

물구나무서기 자세를 요가 아사나의 왕이라 부르듯이 인체에 좋은 영향을 미치는 것은 분명합니다. 그래도 자기의 수준과 처지에 맞게 해야 부작용이 없는 것은 다른 어떤 것과도 마찬가지입니다. 그럴 경우에는 물구나무서기 자세를 고집하지 말고 사자 자세(Simhasana)나 고양이 자세(Vidalasana)처럼 인체의 화기(火氣)인 심장과 소장을 튼튼하게 만드는데 도움이 되는 다른 자세를 하시면 됩니다.

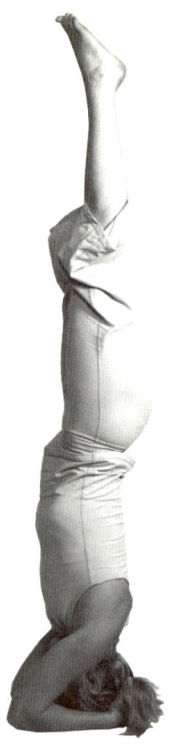

물구나무서기 자세(Sirsasana)

4. 어느 정도 수련을 하다가 하지 않으면 몸이 다시 굳어지고 나빠지나요?

이 또한 사람마다 차이는 나겠지만 당연한 얘기입니다. 밥 한 그릇 먹고 평생 살 수는 없습니다. 요가를 수련해야 한다는 것에 강박관념을 가지거나 그 자체에 묶이면 안 됩니다. 단지 요가가 자기 삶의 한 부분인 양 생활화될 때까지는 어느 정도의 절제와 규칙이 필요합니다. 그렇게 해서 수련 자체가 생활화될 때 비로소 건강과 행복이 찾아옵니다.

5. 현재 하타-요가(음양-요가)가 전 세계적으로 각광을 받고 있는 그 이유와 함께 하타-요가에 관해 좀 더 자세히 알고 싶습니다.

요즘 사람들이 요가라고 말했을 때 가장 많이 떠올리는 것이 하타-요가입니다. 하타-요가란 우리 몸속의 음양의 기운을 조화시켜 강력한 신체 에너지를 만들어내는 데에 그 목적이 있습니다. '하타'란 '강력한'이라는 뜻이며 '하'와 '타'는 각각 해와 달을 의미하고 있어 음양을 상징하므로 우리식 표현으로는 음양-요가입니다.

하타-요가를 제가 왜 음양-요가라고 표현했는지 의아해하는 사람들이 있는데 만약 제가 하타-요가를 해달-요가라고 직역해서 표현했다면 하늘에 떠있는 물질적인 해와 달이라는 의미로 이해하는 사람들이 있을 것 같았습니다. 그래서 하타-요가란 말을 어떻게 쉽게 이해하게 할까 고민 끝에 강력한 힘의 요가라는 원뜻에 더 가깝게 우리식으로 풀어서 음양-요가라고 한 것입니다(이제부턴 음양-요가라고 하겠습니다).

아사나 동작을 살펴보면 직선적 흐름의 양(陽)의 에너지가 있고 그 직선의 에너지를 유지하기 위한 곡선적인 음(陰)의 에너지가 있는데 그 두 가지가 균형을 이루는 것이 바로 음양-요가입니다. 음양에서 태극이 나오는 원리도 그와 같습니다. 달은 음의 여성적인 에너지를 상징하고 해는 양의 남성적인 에너지를 상징하는데, 남성과 여성, 양과 음 이 둘의 에너지가 절묘하게 만날 때 강력한 힘이 나오게 된다는 것이 바로 음양-요가의 원리입니다.

그렇다면 요즘 왜 음양-요가가 전 세계적으로 유행하고 있을까요? 요즘처럼 복잡한 시대를 사는 현대인들에게는 그냥 앉아 있으라고만 하면 실제로 집중을 잘 못합니다. 그렇게 했다가는 자칫 명상을 관념적이고 비현실적으로 인식하게 될 우려가 있습니다. 머리가 복잡한 사람들을 단순하게 만드는 가장 빠른 방법은 앉아 있는 게 아니라 몸을 움직이는 것입니다. 직접 해 보면 그것이 가장 현실적임을 알게 됩니다. 명상은 고사하고 가만히 앉아 있는 것 자체가 쉽지 않기 때문에 보통사람들은 강력한 신체 에너지로 의식을 모으는 음양-요가가 필요합니다.

위대한 선사들처럼 스스로 상근기(上根氣)를 가지고 있다면 명상만으로 충분히 자신을 다스릴 수 있습니다. 하지만 근기가 약한 대부분의 평범한 사람들은 이론과 실천을 병행해야 합니다.

"하타-요가는 원대한 라자-요가를 얻고자 하는 자에게 훌륭한 단계이다."
『하타 요가 프라디피카(Hatha Yoga Pradipika) 1-1』

또, 음양-요가는 동작과 호흡의 기본 원리로 수련하는데 이 방법으로 열심히 수련하면 충분히 건강해집니다. 그런데 이렇게 하면 마음공부가 전혀 안 된 상태에서 수련만 하게 되는 문제가 발생합니다. 제가 동작할 때 호흡만 맞추려고 하지 말고 의식을 집중하라는 이유가 여기에 있습니다. 동작과 호흡의 원리에 추가적으로 들어가는 이 의식이 바로 명상의 원리입니다.

우리가 요가를 해서 건강해지기는 했는데 마음이 편하지 않다면 그게 더 중요한 문제입니다. 음양-요가를 통해 강력한 신체 에너지가 생기면 그 기운은 올바른 삶을 사는 원동력이 되어야 하고 궁극적으로는 의식을 여는 데 써야 합니다. 다시 말하면 그동안 잘못 쌓은 의식의 데이터들을 바꾸고 몸과 마음을 적극적으로 변화하는 의식의 혁명을 위해 써야 한다는 것입니다. 즉 음양-요가의 강력한 힘으로 의식을 각성하는 것, 거기에 음양-요가의 궁극적인 목적이 있습니다.

그런데 요즘 미용을 위한 요가만 자꾸 하자고 하는 세태가 걱정입니다. 많은 사람들이 건강을 위해서 요가를 한다고 말합니다. 그런데 건강하게 오래 살려면 지혜가 있어야 합니다. 각자가 지닌 몸의 행동(習)이 다르기 때문에 잘 먹거나 힘이 세다고 반드시 오래 사는 건 아닙니다.

그렇지만 여러분이 수련하면서 섭생에 신경을 쓰고 규칙적인 생활을 하다 보면 반드시 그런 과정에서 몸을 다스릴 줄 아는 지혜가 생깁니다. 이와 같은 지혜는 부부나 부모자식 간에도 공유할 수 없는 것입니다. 그래서 성경에는 뜻이 없는 사람은 하늘도 어쩔 수 없다고 표현하며, 불교와 요가에서도 카르마[9]는 스스로 해결해야 한다고 말합니다. 이 말을 잘못 해석해서 다른 사람은 상관없이 나만 잘 먹고 잘 살자는 것으로 오해할 수 있는데 그런 의미는 아닙니다. 누구나 건강해지면서 자연스럽게 지혜를 얻습니다. 또한 지혜가 있어야 건강을 유지할 수 있습니다. 건강과 지혜는 마치 음양처럼 하나이면서 둘이고 둘이면서 하나입니다.

또한 요가에서 말하는 힘은 액션 영화에 나오는 근육질의 배우처럼 되는 것이 아닙니다. 내 안에서 나오는 자연 치유력, 저항력, 면역력, 인내력 등을 포함한 내공의 힘, 다르게 표현하면 오랜 기간 건강을 유지하고자 노력해 온 습관의 힘입니다. 그래서 비슷한 환경과 신체 구조를 가지고 있다 하더라도 상황에 대처하는 능력은 각자 다를 수 있습니다.

만약 현재 우리 삶에서 자동차가 없다고 생각해 보세요. 그러면 당장 걸어서 집에 가고 회사도 걸어서 출근해야 합니다. 일상적으로

---

9) 일반적으로 행위, 행동(action)을 말하며 더 깊게는 의식적인 행위를 뜻한다. 카르마는 개인의 의도, 사고, 행위의 정신적인 힘과 관계된다. 가끔 운명과 동일시될 때는 업(業), 업보(業報)라고 한다.

는 크게 달라질 것이 없어 보여도 이처럼 특수한 상황에서 각자가 지닌 체력의 차이는 분명해지고 다급한 상황에서 더 큰 차이를 드러낼 것입니다. 누군가는 하루 만에 회사를 그만두어야 하는 상황이 생길 수 있을 것입니다. 이런 상황에서는 순간적 힘을 발휘하는 것보다 얼마나 오랫동안 기운을 유지하고 인내할 수 있는지가 관건입니다.

음양-요가를 하면 다양한 동작 속에서 음양의 에너지를 강력하게 순환시키고 힘과 유연성을 동시에 기를 수 있기 때문에 남성분들은 상대적으로 부족한 유연성을 보완하고 여성분들은 힘을 기를 수 있습니다. 진정한 힘은 유연성이 있을 때 가능하고 유연성은 힘이 있

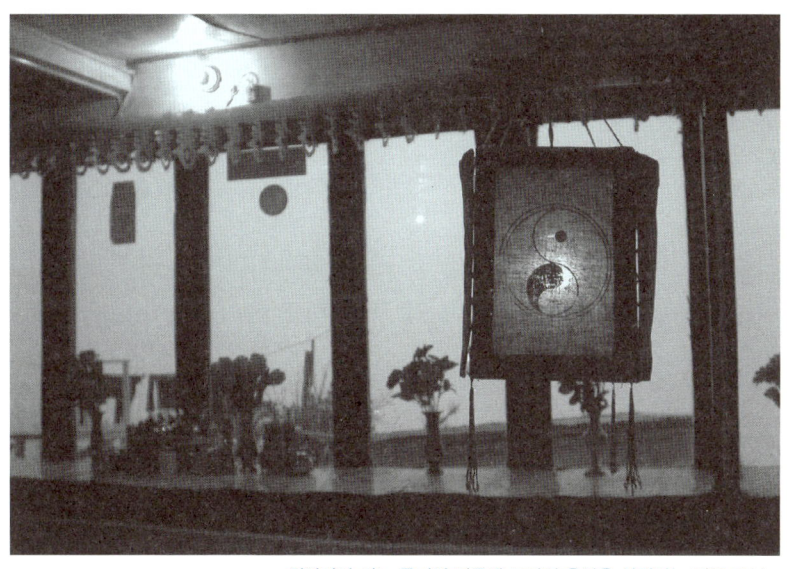

히말라야 어느 롯지의 전등에 그려진 음양을 상징하는 태극 무늬

을 때 지속됩니다. 따라서 유연성을 받쳐 주지 못하는 힘, 힘이 없는 유연성은 결과적으로 에너지를 오래 유지 못하고 소멸되고 맙니다.

인생을 살면서 유연하게 대처해야 할 때가 있고 때로는 과단성 있게 나아가야 할 경우가 있는 것처럼 힘과 유연성 이 두 가지가 음양의 조화를 이루면 기운을 바르게 유지할 수 있습니다. 그것이 하타 즉, 음양-요가를 완성하는 길입니다.

6. 요가 수련을 할 때 남과 비교하지 말라, 경쟁하지 말라고 늘 강조하시는데 사실 수련을 하다 보면 다른 사람과 비교가 됩니다.

자신을 위해 열심히 수련하는 것은 좋은 일이지만 그것이 지나치다 못해 남과 경쟁해서 생기는 시기나 질투의 감정은 수련 중 바로 자신의 호흡과 의식에 영향을 미칩니다. 나의 아사나가 호흡과 의식이 아닌 감정에 의지하게 되면 그에 따라 아사나가 좌우됩니다.

아사나에만 집착한다면 의식이 자유롭지 못합니다. 자유롭지 않은 마음은 그 안에 비교하고 경쟁하는 마음이 존재합니다. 안 되는 동작에 열등감을 갖고 잘되는 동작에 잘난 척을 하게 됩니다. 동작 하나하나에 각성된 에너지가 실리려면 동작 자체를 욕심내지 말고 동작과 호흡을 맞추고 의식을 집중해야 합니다.

동작이 잘되지 않는다 해도 동작 속에 호흡과 의식이 함께 한다면 그 동작에서는 힘이 나옵니다. 동작에 욕심을 내면 결정적인 순간에 의식이 호흡을 끌지 못하고 오히려 호흡이 말리게 됩니다. 이렇게 되면 물리적인 아사나가 될 뿐입니다. 단순 체조와 다를 바 없는 것입니다. 요가를 정확하게 하지 않기 때문에 호흡과 의식이 들어오지 않는 것입니다. 의식이 열리지 않는 요가는 할 필요가 없습니다. 요가는 의식과의 문제입니다. 동작을 하는 동안 자신의 의식이 어디에 걸려 있는지 관찰해 보세요.

아사나 동작에 문제의식이 있을 때 우리는 그 아사나에 집착하지 않습니다. 아사나 동작에 문제의식이 없을 때 우리는 그 아사나에 집착합니다. 아사나 동작에 문제의식을 가지고 있다면 다른 사람의 동작과 비교하거나 열등감을 갖지 않습니다. 그렇게 해야 온전히 자신의 동작에만 집중할 수 있습니다. 그럴 때 그 동작의 의미를 깨우치고 아사나에서 자유로워질 수 있습니다. 따라서 아사나의 원리를 정확히 실천하면 아사나로 인해 생기는 경계가 소멸됩니다. 반면 내가 동작을 잘한다 못 한다는 생각에 집착하는 사람의 아사나는 경계가 생겨서 절대 아사나 이상의 수련 단계로 진입할 수 없습니다.

아사나를 하면서 아사나의 경계를 무너뜨려야 카르마를 쌓지 않고 아사나를 제대로 할 수 있습니다. 다른 수련도 마찬가지입니다. 요가 수련으로 집착하는 마음의 경계를 무너뜨리면 어느새 자기 삶의 경계도 사라질 것입니다.

7. 수련을 열심히 하는데도 왜 건강이 좋아지지 않을까요?

요가는 아사나, 호흡, 명상 이렇게 삼위일체가 이루어져야 합니다. 그런데 요즘 유행하는 요가에서는 무언가 중요한 것을 놓치고 있다는 느낌입니다. 운동만 많이 하여 숨이 길어지면 속된 말로 힘만 세지고 머리는 텅 비게 됩니다. 그렇게 되면 에너지를 보전할 수 없습니다. 그래서 운동과 호흡만 가지고는 되지 않기 때문에 거기에 명상적 의식이 따라야 한다고 주장하는 것입니다.

요가를 해서 아주 좋다고 얘기하는 분들이 계시는데 그건 아직 요가의 깊은 맛을 모르고 하는 얘기인 경우가 많습니다. 언어가 표현할 수 있는 범위를 넘어서기 때문입니다. 저는 여러분이 요가 수련을 하면서 너무 좋을 때 왜 이런 좋은 현상이 오는지 문제의식을 가져야만 비로소 진정한 공부가 시작된다고 봅니다.

동양 철학에는 숙명과 운명이란 말이 있습니다. 숙명은 내가 바꿀 수 없는 것입니다. 예를 들어 한국 사람으로 어떤 집안의 부모 밑에서 태어나는 이런 것들은 숙명입니다. 숙명은 받아들여야 공부가 되죠. 하지만 운명은 자신이 의지를 발동해서 다룰 수 있는 것입니다. 어떤 신념을 가지느냐에 따라 변화하고 움직일 수 있습니다.

요가는 숙명에 도전하는 게 아니라 운명에 도전하는 것입니다. 그래야 숙명의 세계를 이해하게 됩니다.

마음만 먹으면 아사나 동작에도 수없이 많은 단계가 나올 수 있지만 중요한 건 실질적으로 아사나를 통해 우리가 과연 마음의 평정을 얻을 수 있느냐의 문제입니다. 아사나에서 목적의식을 놓치면 결코 어떤 변화도 일어나지 않습니다. 아사나 운동법은 우리 몸의 척추를 중심으로 위아래 좌우로 비틀고 늘리면서 우리 몸의 본래 중심을 어떻게 회복할지를 묻는 것입니다.

음양-요가는 양과 음을 나타내는 직선과 곡선의 에너지가 중심에

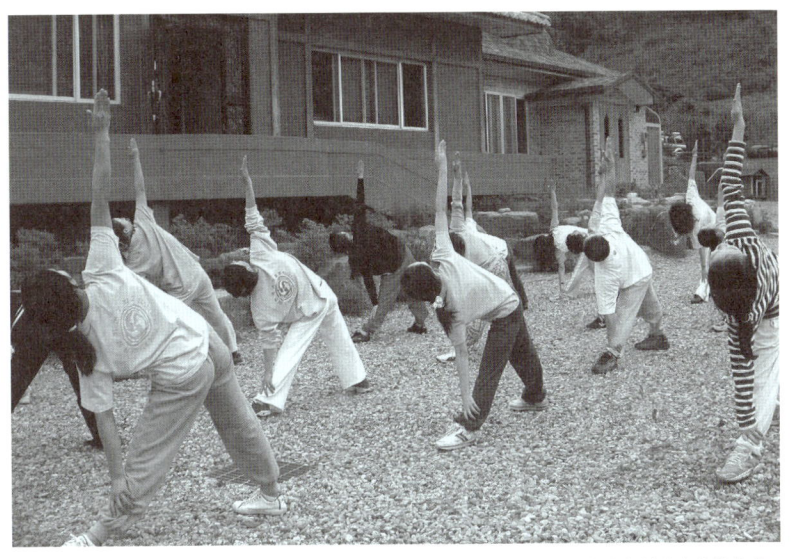

자연의 기운을 듬뿍 받는 야외 아사나(내안의 뜰에서)

서 절묘하게 만날 수 있도록 유도하는 것입니다. 그 과정에서 이치를 터득하면 호흡의 흐름을 이해하고 호흡의 정점에서 의식이 걸린다는 것을 알게 됩니다. 아사나를 할 때 숨이 고요해야 거기에 의식이 실립니다. 숨의 고요함을 인지하지 못하면 의식이 명료해지지 않습니다. 이 말은 쉬운 것 같으면서도 매우 어려운 말입니다. 요가는 의식과의 싸움입니다. 눈에 보이지 않는 세계를 다루는 것입니다.

하지만 그 방법은 구체적이고 현실적입니다. 의식을 움직이기 위해서는 아사나라는 매개를 통해 호흡을 통제하고 기를 운용해야 합니다. 그러니 실질적으로 에너지를 다룰 수 있어야 합니다. 동작과 호흡을 통해 에너지를 어떻게 운용할지를 관찰해야 합니다. 아사나 한 동작 속에는 뻗어 나가는 에너지와 회귀하는 에너지가 있습니다. 이렇게 팔을 쭉 뻗어 늘리는 것은 나가는 에너지이고 슬쩍 팔꿈치를 구부리며 내릴 때는 뻗어 나간 에너지가 다시 회귀합니다. 의식이 움직이는 것은 그처럼 에너지가 회귀하면서 이루어집니다. 한 동작을 사명을 다해 제대로 완수하면 동작의 회귀 자체에 힘이 실리지 않습니다. 진정한 명상 상태에서 일을 하면 에너지가 소진되지 않아 힘들이지 않고 즐겁게 일을 할 수 있는 것처럼 말지요. 회귀할 때 힘이 들어간다는 것은 그 동작의 에너지를 잘못 운용한다는 말입니다. 이 말뜻을 잘 이해하셔야 합니다.

이렇게 동작의 끝 부분에서 어떻게 회귀하느냐에 따라 아사나의 묘(妙)가 있습니다. 그 묘를 이해하면 아사나가 예술적으로 흐름을 타게 됩니다. 반면에 유연해서 아사나가 잘되지만 옆의 사람을 부담스럽게 하는 에너지가 느껴질 때도 있습니다. 이는 아사나의 자연스러운 흐름을 타지 않고 무조건 애를 쓰면서 하는 경우인데 그런 아사나는 자기도취에 빠져 있음을 알아야 합니다. 오감 통제가 안 되는 것입니다. 이런 사람은 동작이 회귀될 때 유연한 것을 보여주기 위해 온갖 폼을 다 잡습니다.

반대로 동작의 흐름을 타는 사람은 겉으로 보이는 유연성에서는 다른 사람과 별 차이가 없어 보일 수 있지만, 제가 볼 때는 분명 큰 차이가 있습니다. 그런 사람들은 동작을 어떻게 마무리해야 하는지에 관한 미세한 느낌, 다시 말해 회귀에 대한 감을 잡고 있는 것입니다.

음양-요가를 하면서 어떻게 명상적 의식을 유지할 수 있을까요? 그러기 위해서는 에너지를 거칠고 세게 다루면 안 됩니다. 동작을 회귀할 때는 끝 언저리의 여운을 갖고 회귀해야 합니다. 그래야 아사나를 통해서 명상적 접근이 가능합니다. 곡선과 직선의 에너지가 함께 조화를 이루어야 같은 동작이라도 전혀 다른 체험을 얻을 수 있습니다. 동작이 주는 의미가 전과는 전혀 다르게 어떤 여운을 남긴다는 것입니다. 사람마다 자신만의 향기, 또는 자신만의 색깔이 있습니다. 어떤 친구의 에너지가 힘찰 때 그 힘찬 에너지가 향기가 되어 그리워지듯이 동작도 그와 같이 향기가 주는 여운이 있는데 그

것을 명상할 수 있어야 합니다.

　매 동작마다 유연성에만 집착하면 유연함에 콤플렉스가 있다는 뜻입니다. 말하자면 곡선적인 에너지에 집착하고 있는 것이지요. 하지만 요가는 유연성과 힘이 조화를 이루어야 합니다. 직선과 곡선이 만나야 하는 것입니다. 악어 자세를 예로 들어보죠. 이 동작을 할 때 다리를 올린 다음 넘어가는 동작의 연결고리를 잘 포착해서 부드럽게 에너지를 전이시켜야 하는데 보통은 다리를 쑥 올리자마자 푹 꺾어 넘기는 경우가 대부분입니다. 많이 넘어간다는 것을 보여주려고 성급하게 동작을 몰고 가다가 그렇게 되는 것입니다. 다리를 쑥 올려 넘길 때 그 넘어가는 정점에서 에너지는 직선에서 곡선으로 바뀝니다. 따라서 올릴 때는 직선, 즉 힘의 에너지가 있어야 하고 넘어갈 때는 곡선, 즉 유연함의 에너지가 있어야 합니다. 그런데 계속 직선적인 흐름으로 올렸다 바로 꺾이는 경우가 많습니다. 직선과 곡선이 조화를 이루지 않고 직선적 에너지의 흐름만 존재하고 있는 것입니다.

　이와 같은 상태는 더 이상 요가라고 할 수 없습니다. 비요가를 스스로 요가라고 착각하는 의식만이 존재하는 것입니다. 이래서 요가 아사나 하나라도 정확하게 가르칠 수 있는 선생님을 만나야 합니다.

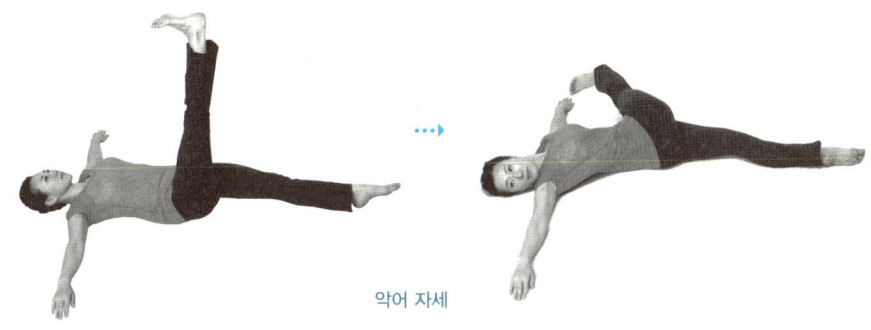

악어 자세

8. 동작과 호흡의 중요성은 어느 정도 이해가 되는데, 그와 더불어 의식을 집중해야 한다는 말씀을 좀 더 자세히 설명해 주시기 바랍니다.

아사나의 목적은 무엇입니까? 당황스럽게 들릴 수도 있겠지만 그것은 아주 간단명료합니다. 즉, 호흡을 늘리고 부드럽게 하기 위함입니다. 아사나를 하면서 호흡이 부드러워지는 것을 체험해야 합니다. 이 목적의식을 놓치면 아사나는 단지 물리적인 움직임에 지나지 않습니다.

수많은 아사나 동작들은 내 몸이 무의식적으로 행하는 행동(習)을 멸하기 위한 목적의식이 담겨 있습니다. 요가의 수많은 동작들을 보십시오. 마치 우리네 인생살이의 다양한 사연과도 같습니다. 살다 보면 어떤 문제는 수월하게 잘 풀리기도 하고 어떤 것은 아무리 애를 써도 잘 풀리지 않는 경우가 있습니다. 이는 인생에서 각자가 풀어야 할 카르마가 다르기 때문입니다. 지혜로운 사람은 잘 안 되는 일에 분노하기 보다는 그 사실을 냉정히 받아들이고 문제의식을 가져 언젠가는 성공의 밑거름으로 삼습니다.

우리가 수련을 해 보면 잘되는 동작이 있는 반면 잘 안 되는 동작도 있습니다. 그 역시 우리가 살면서 지어온 몸의 습이 각자 다르기 때문입니다. 안 되는 동작이 있다면 당연하게 받아들이고 마음을 편하게 가져야 합니다. 편해지기 위해 요가를 하는데 스트레스를 받는다면 하지 않는 것보다 못한 일입니다. 그리고 그렇게 어렵게 이루어지는 일들은 더 의미 있는 성취가 되고 오랫동안 간직되어 우리 삶을 풍요롭게 할 것입니다.

요가를 한다고 하지만 모든 사람들이 요가를 똑같이 이해하는 것은 아닙니다. 그것은 자신의 요가 철학이 무엇을 근거로 하고 있느냐의 차이입니다. 요가의 모든 행위는 『요가 수트라(Yoga Sutra)』에서 제공되지만 파탄잘리의 8단계에 따라 아사나를 이해하는 것에는 다소 차이가 있을 수 있습니다. 학문적으로 내려온 요가 철학이 같더라도 집안마다 가훈이나 가풍이 다르듯 세속에서 쓰이는 방법은 각자 다르게 운용될 수 있습니다.

특히 제가 주목한 것은 아사나, 호흡, 명상의 실수련 체계 속에 우리 민족의 '집일함삼 회삼귀일(執一含三 會三歸一)'의 원리가 정확하게 구현되고 있다는 것입니다. 문제의식을 가지고 수련하면 세 가지가 각각 분리되지 않음을 알 수 있습니다. 분명 아사나, 호흡, 명상을 따로 분리해서는 요가의 원리가 몸에 들어오지 않습니다. 요즘 사회적으로 문제가 되는 사이비 요가는 동작에서 호흡과 의식의 의미를 발견하지 못하고 아사나만 하기 때문에 일어나는 현상입니다. 그들은 아사나만 하기 때문에 아사나를 제대로 할 수 없는 것입니다. 아사나의 동작 속에 호흡과 의식이 있고 호흡과 의식이 깊어져야 요가가 완성됩니다.

집일함삼 회삼귀일(執一含三 會三歸一)
하나를 잡으면 셋이 모이고 셋이 합쳐 하나로 돌아간다.

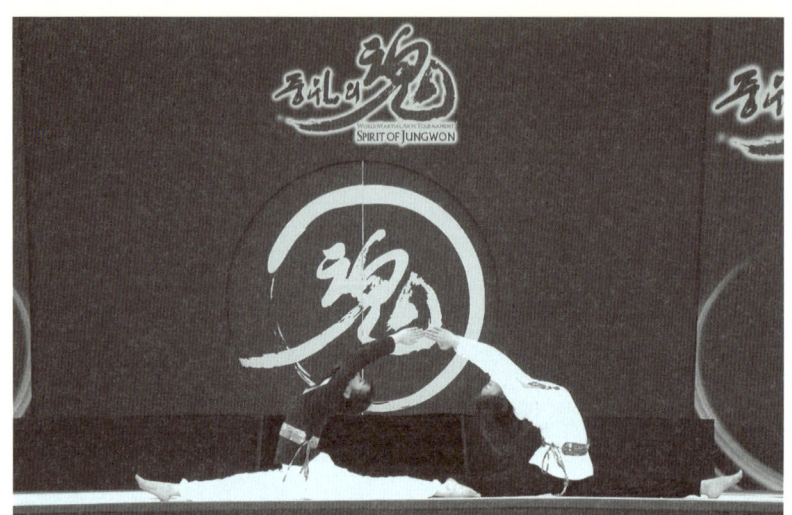

세계무술축제에서의 요가 시연

2-2

요가의 호흡법
(Pranayama)

1. **호흡의 목적과 그 원리를 말씀해 주세요.**

호흡 수련, 즉 프라나야마(Pranayama)[10]는 호흡을 어떻게 조율할지를 묻는 것입니다. 호흡이 길어지면 생명도 길어지고 호흡이 짧으면 생명력도 그만큼 짧아집니다. 대체로 누구나 화나면 호흡이 금방 거칠어집니다. 그렇게 쉽게 흥분해서 숨이 거칠어질수록 생명력이 약하다는 증거입니다.

---

10) 요가의 호흡법을 말하는데, 이 말은 '숨결, 생명, 기'를 뜻하는 'prana'와 '길이, 팽창, 늘림, 조절, 통제'라는 뜻을 가진 'yama'가 합쳐진 말로, 말 그대로 '숨을 길게 늘리는 방법'이다. 그래서 요가의 호흡법은 호흡을 스스로 조절하고 통제하는 능력을 키워 자신의 생명력을 조절하는 방법이라고 할 수 있다.

그러면 생명력을 강화하기 위해 어떻게 해야 할까요? 간단히 말해서 숨을 늘리면 됩니다. 그렇다고 억지로 숨을 참고 있을 수는 없고 호흡 수련을 통해 마음을 안정시키고 숨이 길어지면 여러 상황들 속에서 부침이 생기더라도 견디는 힘이 생깁니다. 따라서 자신의 에너지가 주변 세력에 영향을 덜 받게 됩니다.

올바른 호흡법은 실제로 근심, 걱정, 불안, 초조, 열등감, 우울함, 분노, 공포와 같은 부정적인 감정을 몰아낼 수 있는 훌륭한 자연 진정제(natural tranquility)입니다. 이렇게 자연적인 방법을 따르면 정신 건강에 좋은 것은 말할 것도 없고 약물 복용에 따른 후유증과 약물 중독의 걱정이 없어 육체적으로도 안전합니다. 자아의 성장과 인생의 변화로 인해 사회적인 비용도 적게 들어 여러모로 이익입니다. 요즘 동서양의 의학계에서 요가의 호흡법을 주목하고 응용하는 것이 바로 이런 이유입니다.

호흡이 함께하지 않으면 모든 일은 단순한 물리적인 현상에 지나지 않습니다. 호흡의 조율에 의해 의식이 움직이기 때문입니다. 호흡이 고요하게 흐름을 탈 때 의식은 그 흐름을 타고 이동합니다. 여러분이 아사나를 하는 이유가 바로 여기에 있습니다. 아사나의 목적은 숨을 편안하고 안정되게 하기 위함입니다. 아사나는 호흡을 가늘고 길고 고요하게 하기 위한 방편이라는 말씀입니다.

여러분, 지혜를 실어 나르는 게 무엇입니까? 지혜는 어디에서 들어오는지 아시나요? 지혜를 명상으로만 연관시키는 경향이 있는데 참 답답한 노릇입니다. 그럼 달리 질문을 하겠습니다. 산소는 우리 몸속에서 무슨 일을 합니까? 생리학적으로 산소는 우리 몸의 혈관에서 영양분을 실어 나릅니다. 그렇다면 좀 연상이 되시나요? 지혜를 실어 나르는 것은 바로 호흡입니다. 그리고 그 호흡이 평정을 유지할 때 의식을 통한 지혜를 만날 수 있습니다. 제대로 호흡과 명상 수련을 해 본 사람은 제 말을 이해할 것입니다. 사실 이건 매우 이해하기 어려운 가르침입니다. 부처님도 숨 쉬는 순간에 사람의 생명이 달려 있다고 했습니다. 생명이 따라주지 않는데 어떻게 지혜가 생기나요? 과정이 없는데 어떻게 결실이 있을 수 있나요? 요가 8단계를 보면 아사나와 명상의 중간 단계에 호흡 수련이 있는 이유도 호흡 수련이 과정, 즉 중간의 역할을 하기 때문입니다. 그래서 요즘 일부 명상한다는 사람 중에 정신이 이상해지는 경우가 생기는 것은 이 과정을 제대로 이해하지 못했기 때문입니다. 즉 수련과 수행의 목적의식을 놓쳤다는 것입니다.

결론은 호흡이 긴 사람이 지혜로워질 수 있다, 고로 명상할 수 있다는 말입니다. 10초마다 마시고 내쉬는 사람이 1분마다 마시고 내쉬는 사람을 상대할 수 없습니다. 우주가 너무 커서 어디가 시작이고 어디가 끝인지 알 수 없듯이 호흡이 길면 언제 마시고 언제 내쉬는지 알 수 없습니다. 부처나 예수의 진리를 평범한 우리의 인식 체계로 다 이해할 수 없듯이 너무 크면 물리적으로 측량할 수 없습니다.

아사나가 유연하게 안 되는 사람 중에도 호흡은 긴 사람이 반드시 존재합니다. 그렇듯이 아사나가 잘 안 되는 사람 중에는 잘하는 사람보다 민족의식, 사회의식, 문화의식, 정치의식, 동료의식 등이 더 뛰어난 사람이 반드시 존재합니다. 따라서 요가를 하는 사람들은 남을 평가하면 안 됩니다. 내가 저 사람보다 동작을 더 잘한다고 요가를 더 잘하고 있다는 착각에 빠지면 안 됩니다. 이게 바로 무지이고 혼돈입니다. 요가에 뛰어든 많은 선생들이 이와 같은 진실을 이해하지 못해서 스스로 혼돈에 빠지고 결과적으로 망하게 됩니다.

그래서 제가 보는 지혜로운 사람의 기준은 일반적인 세상의 잣대와 다릅니다. 대부분의 사람들이 남의 말에 쉽게 반응하고 겉으로 보이는 것만으로 판단하기도 합니다. 호흡이 길어지면 어떤 상황에 대한 판단을 조율하는 힘이 생깁니다. 잔머리를 굴리는 차원이 아니라 올바른 정신을 유지하는 에너지가 생기므로 즉각적으로 반응을 일으키지 않습니다. 그 유지하는 에너지에서 관찰이 이루어지고 사물을 정확히 볼 수 있는 지혜가 생겨납니다.

2. 요가에서 호흡이 인체의 생리 상태에 미치는 영향은 무엇입니까?

모든 인간은 태어났을 때 깊은 숨쉬기, 즉 복식 호흡을 합니다. 그러나 점점 성인이 되면서 가슴으로 숨을 쉬는 흉식 호흡을 하게 됩니다. 특히 현대인들은 허리를 구부정하게 앉는 것이 습관이 되었습니다. 식사 후 계속 소파나 의자에 앉아 있거나 차를 타고 다니므로 복부에 압력이 가해지고 척추가 비정상적으로 휘어지는 경우도 있습니다.

그러니 숨이 어떻게 들어오고 나가는지를 잘 감지할 수 없으며 바른 호흡이 무엇인지도 모르고 있는 것입니다. 매 순간순간 의미도 모르고 숨 쉬며 먹는 음식에만 신경을 쓰니 모두 과식주의자가 된 듯합니다. 과식이야말로 바른 호흡에 장애가 됩니다. 잔뜩 먹고서 호흡 수련을 하면 숨을 제대로 쉴 수조차도 없습니다.

요가의 바른 호흡법은 척추를 바르게 세움으로써 오장육부가 제 위치에 있도록 도와줍니다. 그렇게 되면 오장육부는 안정된 위치에서 우리 몸의 소화·흡수·저장·배설에 이르는 생리 작용의 모든 임무를 제대로 수행할 수 있습니다.

만약 구부정하거나 삐딱하게 앉아서 위장이나 심장 또는 허파에 압박을 준다면 몸의 자연스런 생리 작용의 순환 시스템에 적신호가 울리고 그만큼 모든 에너지의 순환이 늦어집니다. 또 에너지가 늦게 전달되는 만큼 체내 각 기관에 필요한 에너지를 제때에 지원하지 못하여 연달아 몸은 더 많은 에너지를 필요로 하게 됩니다.

그러므로 바른 자세로 호흡하는 것은 가로막(횡격막)을 최대한 이용하여 허파와 심장의 부담을 덜어줌과 동시에 심폐 기능과 몸 전체의 순환과 기능을 강화시킬 수 있습니다. 따라서 요가의 호흡 수련은 단순히 산소량을 많이 마시는데 그치지 않고, 대기에 퍼져있는 원천적인 생명력인 기(氣)를 보다 많이 흡입하는 것에 더 많은 관심을 둡니다. 올바른 호흡 수련으로 몸의 활력을 되찾고 이산화탄소를 비롯한 몸속의 노폐물을 더 많이 뿜어내어 몸속을 정화시켜 주십시오.

3. 요가에서 호흡 수련이 차지하는 비중은 얼마나 됩니까?

파탄잘리의 요가 8단계에서는 아사나(운동법)와 명상을 연결하는 다리가 바로 호흡이라고 가르칩니다. 그리고 요가 수행자는 10년, 20년이라는 물리적인 시간으로 나이를 따지지 않고 자신의 호흡수로 나이를 따집니다.

사람이 숨 쉴 수 없다면 당장 생명줄이 끊어집니다. 사람이 생명을 유지하는데 가장 중요한 에너지의 원천은 공기, 물, 음식입니다. 공기에서 천기(天氣)를, 물에서 수기(水氣)를, 음식에서 곡기(穀氣)를 얻어 그 기운으로 생명을 유지합니다. 그런데 오늘날의 대기는 극심한 공해로 오염되어 사람이 그 공기를 마시기엔 너무나 부적합한 상태가 되었습니다. 이런 상태에서 대부분의 사람은 설상가상으로 불안정한 생활, 불규칙한 식습관, 운동 부족으로 숨조차도 자연스럽게 쉬지 못하게 되어 몰골이 말이 아닙니다.

숨을 길게 쉰다는 것은 에너지 보존 법칙과 경제 원리를 인체에 적용하는 것입니다. 숨이 길면 한 번 마실 때 많이 마실 수 있고, 또 마신 공기를 몸속에서 최대한 활용하고 단번에 찌꺼기를 내보낼 수 있습니다. 이것이 바로 생체 에너지를 경제적으로 활용하는 것입니다.

4. 요가의 호흡법에는 어떤 단계가 있습니까?

요가의 운동법인 아사나에 동작을 취하고 유지하고 푸는 세 단계의 과정이 있듯이 호흡인 프라나야마도 세 단계를 거칩니다. 들이마시고 멈추고 내쉬는 과정이 그것입니다. 이 세 과정에서 생기는 프라나, 즉 기(氣)를 어떻게 조절하고 통제할 것이냐는 것이 요가 호흡의 핵심입니다.

요가에는 많은 종류의 호흡 방법이 있고 그것을 숙달시키고 발전시키는 기술도 많습니다. 여기서는 가장 공통적이고 기본적인 것만을 말하는 것이니 오해하지 마시기 바랍니다. 왜냐하면 호흡법을 잘못 배우거나 임의로 연습하면 물에 체하고 밥에 체하듯이 기에도 체할 수 있기 때문입니다. 특히 요가의 호흡 비법은 초능력을 발휘하기까지 실로 다양합니다. 수많은 깨달은 자들이 입을 모아 강조한 것이 있는데, 그건 어떤 능력을 얻기 위하여 몸과 자연의 흐름에 역행하는 수련을 경계하라는 것입니다. 즉, 호흡은 자연스럽고 리드미컬하게 해야 합니다.

지구가 달과 태양과 일정한 법칙을 갖고 운행하듯이 자기의 들숨과 날숨이 진행되는 그 순간순간을 잘 관찰하면 그 속에 대자연의 법칙이 있음을 알 수 있습니다. 끊임없이 반복하고 순환하는 숨결 속에 생명이 달려 있음을 잘 알 수 있습니다. 들이마시는 숨이 삶이고, 멈추는 것이 살아가는 과정이고, 내쉬는 숨이 죽음입니다.

현대인들은 대체로 조급하고 참을성이 부족한데, 이것은 몸의 면역 기능과 저항력이 약하다는 것과 서로 연관되어 있습니다. 또한 이것은 신경 체계와 자기 숨의 깊이와 방법에도 매우 밀접한 관계가 있습니다. 우리는 일상생활이나 직장에서 또는 운동 시합에서 흔히 팀워크를 이야기합니다. 바로 서로의 호흡을 맞추라는 말입니다. 속된 말로 도둑질도 손발이 맞아야 하지요. 사격 선수나 양궁 선수가 숨을 죽인 상태에서 방아쇠나 활시위를 당겨야 명중률이 높다는 것은 아주 기본적인 상식입니다. 이것이 바로 호흡을 맞추라는 것입니다.

호흡은 생명과 같습니다. 바르게 배우고 정확하게 이해해서 실천에 옮겨야 합니다. 대자연의 법칙에 맞추어서 자연스럽고 고르게 편안한 마음으로 똑바른 자세를 유지하고 숨쉬기를 수련하십시오.

5. 호흡의 세 단계에 관해 더 자세히 알고 싶습니다.

모든 요가 호흡법의 특징은 숨의 흐름을 천천히 하는 원칙 아래서 '들숨(puraka) - 멈춤(kumbhaka) - 날숨(rechaka)'의 세 단계를 거칩니다. 이 중에서 사람들은 대부분 멈춤의 개념에 관해선 훈련이 되어있지 않아 들숨과 날숨만 생각합니다.

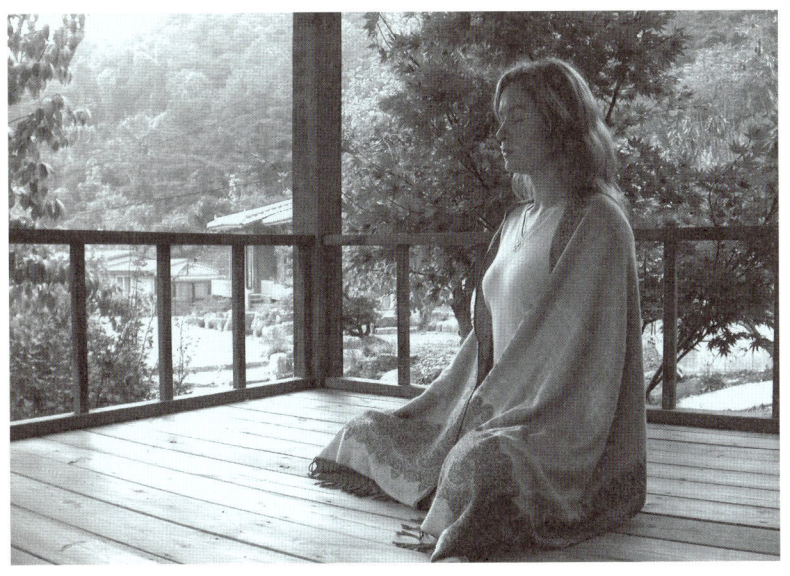

호흡 수련 중인 캐티야(캐나다 지부장)

그러나 요가의 흐름은 들이마시고 잠시 머물다가 내쉬는 세 박자의 조화를 얼마나 임의로 조절할 수 있느냐가 관건입니다. 요가 수행자들은 이런 세 단계의 호흡법을 수련함으로써 숨의 순간순간을 최대한 연장시키려는 목적을 이루게 됩니다.

특히 호흡은 산란하거나 안정되는 마음 상태와 밀접한 연관이 있기에 이를 자연스럽게 연습한다는 것은 대단히 중요합니다. 현대인들은 대부분 정신 집중을 못하거나 마음이 불안정하여 무슨 일을 지속해서 못 하는데, 이 역시 요가의 호흡법으로 충분히 극복할 수 있습니다. 당장 각자의 상태를 실험해 보십시오. 보통 연습이 안 된 사람들은 주위의 환경이나 소음, 불안정한 마음 때문에 숨결이 불규칙함을 스스로 확인할 수 있습니다.

호흡 수련이란 생명줄을 튼튼히 하는 것입니다. 그것을 통해 우주의 중심과 근본으로 연결되는 에너지를 극대화하고 자신의 의지와 초의식 상태로 집중하는 힘을 기를 수 있습니다. 그래서 마시고 멈추고 내쉬는 세 단계의 전 과정에 모든 의식을 집중해서 한 번 숨쉬는 시간을 최대한 늘리도록 해야 합니다.

6. 마시는 숨과 내쉬는 숨을 무조건 길게 하면 됩니까?

초보자는 대부분 길게 마시고 길게 내쉬는 것이 무엇보다 힘들 것입니다. 특히 아랫배 쪽으로 숨이 길게 들어가게 하려면 가슴에서 숨이 멈추는 것 같은 느낌을 받기 쉽습니다. 그래서 초보자는 요가의 특수 호흡법을 너무 빨리 배우려고 하면 안 됩니다. 또 숨을 길게 마시고 내쉬는 것도 중요하지만 먼저 숨이 짧아도 몸을 안정시키고 고르게 숨 쉬는 것에 익숙해져야 합니다. 사람마다 약간의 차이는 있지만 하루에 30분~1시간씩 2~3주 지나면 어느 정도 숨을 고르게 쉴 수 있을 것입니다. 숨이 고르게 되면 길게 마시는 것도 자연스럽게 발전할 수 있습니다.

7. 어느 정도 고르게 숨을 쉬게 되면 길게 하는 연습을 해도 됩니까?

먼저 몸의 기운과 에너지의 흐름으로 볼 때 배꼽을 중심으로 위아래 기운인 양기(陽氣)와 음기(陰氣)의 균형을 먼저 점검해야 합니다. 그 균형을 먼저 맞춘 다음 길게 마시고 내쉬는 수련을 하십시오.

8. 요가의 호흡법에는 어떤 것들이 있나요?

요가에는 음양, 교호, 쿰박, 풀무질, 비로마, 고른 호흡과 그 외에 다양한 호흡법들이 있습니다. 이러한 여러 호흡법들 중 가장 어려운 것은 바로 고른 호흡입니다. 말 그대로 고르게 마시고 내쉬는 것입니다. 어떻게 보면 간단하게 들리며 쉬운 것이라 생각할 수 있지만 실제는 그렇지 않습니다.

모든 특수한 요가의 호흡법은 고른 호흡을 하기 위한 방편입니다. 물론 어떤 요가 수행자들은 이 의견과는 생각이 다를 수 있겠습니다만 그것 역시 그들의 판단 기준일 뿐입니다. 또한 어떤 특정한 부분을 강화하는 호흡은 상식적이고 보편적일 수 없습니다. 호흡 수련의 가장 기본적인 원칙은 호흡의 흐름이 고르게 유지되면서 몸 전체로 호흡량이 전달되도록 길고 완전한 숨쉬기를 하는 것입니다. 이 기본적인 것을 깊이 이해하지 못하면 올바른 호흡 수행을 할 수 없습니다.

제가 일반적으로 호흡 수련을 지도할 때 중요한 원칙으로 삼는 것 중 하나는 숨을 참는 것인 쿰박(kumbhak)보다 음양 호흡을 우선으로 가르치는 것입니다. 기운의 중심인 배꼽을 중심으로 음양의 기운차가 심할 경우에는 들숨과 날숨이 같은 비율이 되도록 조정하는 호흡을 해야 합니다. 이런 경우 숨을 참는 지식(止息) 수련을 많이 하면 오히려 위험합니다.

요즘 현대인들은 갈수록 각종 약과 항생제 복용, 수술의 경험이 많아지고 있는데 약물 복용과 수술이 문제가 되는 것은 그 두 가지가 우리 몸의 기와 혈 그리고 음양의 기운에 영향을 주기 때문입니다. 뿐만 아니라 그것들은 우리 몸의 생명력과 면역력을 약화시킵니다. 이것은 수많은 임상 체험을 통해 분명하게 밝혀진 사실입니다.

고르게 호흡한다는 것은 그 사람의 움직임과 의식에도 고른 흐름, 즉 일관성을 유지한다는 뜻입니다. 삶에 있어서 그와 같은 태도를 견지하는 것은 쉽지 않습니다. 모두들 특별한 삶을 원하고 특수하고 비범한 것을 추구합니다. 하지만 평범한 것을 계속 유지하는 힘이 가장 비범한 능력입니다. 일상의 한결같음을 유지하는 것은 생각보다 힘든 일입니다. 진리는 바로 그러한 곳에 숨 쉬고 있습니다. 잘 살펴보면 호흡과 더불어 나를 둘러싼 환경이 종종 일관성 있게 흐르던 기운의 흐름을 각자의 업력으로 흐트러뜨리는 것을 발견할 수 있습니다. 그때 기운의 흐름을 역전시켜 중심을 지키도록 도와주는 것이 요가 호흡의 힘입니다.

9. 요가 자세를 할 때 숨이 가빠지면 어떻게 해야 합니까?

동작을 멈추고 심호흡을 몇 번 해서 숨을 안정시킨 다음에 하십시오. 대체로 초보자들은 몸이 많이 굳어 있으므로 아사나를 할 때 동작과 호흡이 잘 맞지 않습니다. 호흡이 맞지 않는 상태에서의 몸 동작은 쉬 피로해지고 자칫하면 생리적으로 몸에 무리가 될 수도 있습니다.

10. 호흡 수련을 할 때 자꾸 허리가 구부러지는데 이때는 어떻게 해야 합니까?

허리가 자꾸 구부러지면 잠시 다리를 풀고 쉬었다가 다시 바로 앉으십시오. 바른 자세야 말로 숨쉬기와 명상 수련의 절대적인 조건입니다. 요가 운동법인 아사나 가운데 완전 휴식 자세(savasana)를 잠깐 한 뒤 간단히 아사나를 하고 다시 시도해도 좋은 결과가 있을 것입니다.

11. 계속 숨이 거칠게 느껴지고 진정이 안 될 때는?

앉아서 호흡 수련을 할 때 진정이 안 되는 사람은 당분간 아사나를 더 해서 몸을 계속 풀어야 합니다. 그리고 누워서 고르게 숨 쉬는 것을 익히면서 마음을 편하게 갖도록 하십시오.

12. 눈을 감는 게 좋습니까, 뜨는 게 좋습니까?

사람마다 다를 수 있습니다. 대개는 호흡 수련 때 바른 자세로 앉은 다음 눈을 반쯤 뜨고 자기 코끝이나 정면의 바닥 한 곳에 초점을 맞춥니다. 그러나 어떤 사람은 눈을 감는 것이 더 편할 수도 있습니다. 만약 눈을 감고서라도 집중이 잘된다면 굳이 눈을 반쯤 뜨고 의식을 집중하라고 권할 수 없습니다.

예를 들어, 군대를 다녀온 사람들은 총을 쏠 때 대체로 한쪽 눈을 감고서 목표물을 조준합니다. 그런데 가끔 한쪽 눈을 감지 않고 두 눈을 뜬 채로 더 잘하는 사람이 실제로 있습니다. 자기에게 잘 맞는 방법이 있기 마련이고 어느 정도 수련을 하다 보면 자기에게 맞는 방법을 알게 될 것입니다.

13. 들숨과 날숨은 몇 초 정도씩 해야 알맞습니까?

개인마다 몸 상태나 숨 쉬는 상태가 다릅니다. 절대 처음부터 무리하게 시간을 정해선 안 됩니다. 길게 하면 좋으나 숨을 고르는 것이 먼저임을 명심하십시오.

14. 들숨과 날숨의 비율이 다른데 어떻게 조절해야 합니까?

들숨과 날숨의 비율에 관해선 의견이 분분합니다. 다만 음기와 양기의 비율이 비슷하고 건강 상태가 좋은 사람은 들숨과 날숨을 1:1의 비율로 열심히 수련해서 각각의 길이를 늘려 나가십시오.

그러나 음기가 높은 사람은 내쉬는 숨을 길게 하고, 양기가 높은 사람은 마시는 숨을 좀더 길게 해야 합니다. 비율 조정에 관하여 더 정확한 것을 알고 싶은 사람들은 자질이 있는 선생님에게 개인의 비율을 정확하게 점검을 받고 호흡 수련을 실천하는 것이 안전합니다. 왜냐하면 들숨과 날숨의 비율은 생명에 절대적인 영향을 미치기 때문입니다.

15. 호흡 수련 때 코가 답답한데 이때는 입으로 숨 쉬어도 됩니까?

우리 몸의 코는 대단히 중요한 역할을 합니다. 만약 코가 답답하면 임시로 입으로 쉴 수는 있지만 이건 올바른 방법이 아닙니다. 입으로 숨을 쉬면 각종 호흡기 질환에 걸리기 쉽고 병균에 감염되기도 훨씬 쉽습니다. 그리고 점차 코의 기능이 약해재서 코는 그냥 장식물이 되어버리고 말 것입니다. 그래서 몸의 정화법인 크리야(kriya)에서 코를 세척하는 네티(neti)는 호흡 수련에 필수입니다. 콧속의 이물질을 깨끗하게 씻어내 통로를 뚫어줌으로써 네티를 한 다음 호흡 수련을 하면 숨쉬기가 한결 쉬워지며 수련이 일취월장할 것입니다.

네티 도자기

16. 코가 자주 막히는데 막힌 상태에서 호흡 수련을 해도 될까요?

너무 수련 자체에 매이지 마십시오. 숨 쉬는 것처럼 자연스러운 것이 없다고 했지 않나요? 이런 경우엔 네티를 제대로 수련해 보시기 바랍니다.

17. 호흡 수련 때는 어떻게 정신을 집중해야 합니까?

들어오는 숨과 나가는 숨에 의식을 집중하십시오. 또한 아랫배나 배꼽 부위의 단전, 눈썹 사이나 코끝 등에 집중의 포인트를 둘 수 있습니다. 그러나 그런 중에라도 많은 생각이 떠오를 수 있습니다. 그런 잡념들은 떨치고 계속해서 자기 호흡에 정신을 집중하여 숨이 거칠어지지 않도록 해야 합니다.

사람마다 자기에게 맞는 여러 가지 방법이 있겠으나, 많이 쓰는 방법 중에 수(數)를 세는 것도 좋습니다. 마실 때 속으로 하나에서 셋까지, 내쉴 때도 하나에서 셋까지 이런 식으로 해서 잘되면 숫자와 함께 마시고 내쉬는 시간을 서서히 늘려가는 것입니다. 또는 벽에 점을 찍어 놓고 그 점을 바라보며 정신을 집중할 수도 있으며 자연, 신, 진리, 사랑 등의 특별한 대상이나 주제에 정신을 모을 수도 있습니다.

중요한 것은 마음을 편하게 갖는 것입니다. 호흡 수련할 때 즐거나 멍청하게 앉아 있다면 그건 죽은 정신 상태나 다름없습니다. 호흡 수련은 아사나보다 더욱 철저하게 의식의 칼날을 세워야 합니다. 걱정이나 고민은 문제의 해결책이 될 수 없습니다. 불안정하면 계속 심호흡을 하고 다시 시작해서 잡념이나 쓸데없는 망상에서 단 1초라도 머물지 않겠다는 투철한 정신 자세가 필요합니다. 오로지 들어오고 머무르고 나가는 숨결을 따라서 의식 역시 너울너울 춤추는 나비처럼 리드미컬하게 가야 합니다.

물론 모든 것이 하루아침에 이루어지지는 않습니다. 마음은 열심히 하고자 해도 잡념이 떠오르고 숨이 거칠어질 수도 있습니다. 그렇지만 순간순간에 정성을 다하여 매진하면 반드시 될 수 있다고 믿으십시오. 자신의 수련에 대한 이런 신념은 발전의 큰 밑거름이 됩니다. 이런 연습이 잘되면 명상으로도 자연스럽게 연결됩니다.

18. 일부에서 쿤달리니(Kundalini)[11]를 각성시킨다며 쿰박(kumbhak) 호흡을 강조하는데?

요가에서는 특히 참는 숨인 쿰박 수련을 중요하게 여겨 실제 일부에서는 이 수련을 많이 하는 걸로 알고 있습니다. 이는 현대의 문화

---

11) 쿤달리니 샥티(kundalini sakti)와 같은 뜻으로 인체에 잠재되어 있는 우주의 원초적인 에너지를 말한다.

와 거기에서 비롯한 현대인들의 특수성을 감안하지 않고 그저 옛날부터 전해 내려오는 수행법을 그대로 현재에 적용시킨 결과입니다.

전통적으로 요가의 호흡 수련법 중 쿰박 호흡이 강조된 이유는 요즘처럼 수술과 약물이 성행하거나 환경이 오염되지 않았기 때문입니다. 그때는 위아래 기운 차이가 나는 사람이 별로 없었으니 문제가 되지 않았을 것입니다. 하지만 정신적 스트레스가 많거나 양기가 높은 사람이 쿰박 호흡을 잘못하면 기체 현상이 생기고 최악의 경우에는 생명이 위험할 수도 있습니다. 불교의 호흡만 보더라도 숨을 관찰하고 상황을 관찰하는 관법만 있을 뿐 지식(止息)을 중요하게 여기지 않습니다.

따라서 호흡 수련은 무작정 남들이 하는 대로 따라하면 안 되고 모든 사람에게 똑같은 호흡 방식을 적용할 수도 없습니다. 심지어 가르치는 사람들 자신도 각자의 호흡 상태가 다르기 때문에 일률적 방법으로 가르칠 수 없습니다.

특히 초보자들은 바로 호흡 수련을 시작하는 게 아니라 동작과 호흡을 맞추는 연습부터 먼저 해야 합니다. 거기에 익숙해진 다음, 늘 자신의 호흡 상태를 주시하고 호흡을 고르게 안정시키는 것에 초점을 두고 들숨과 날숨의 치우침을 해결하는 방향으로 호흡 수련을 해 보십시오(이 부분을 더 자세히 이해하기 위해서는 홍익요가연구원에서 출판된 제 책 『음양 요가』와 『오행 요가』를 참고하시기 바랍니다).

2-3

요가의 명상법
(Meditation)

1. 누구나 명상을 할 수 있습니까?

물론입니다.

2. 요가와 명상은 다른 것입니까?

　명상은 요가라는 커다란 체계에 포함된 하나의 마무리 단계입니다. 고전적인 정통 요가의 경전을 보면 요가 수련 체계에서 명상은 절대적이며 최고의 자리를 차지합니다.

　파탄잘리의 요가 8단계에서 명상을 위주로 하는 라자-요가(Raja-Yoga)는 음양-요가(Hatha-Yoga)를 통하여 더욱 쉽게 완성에 이를 수 있습니다. 요가를 제대로 수련하고 이해하는 사람이라면 수련의 최종 단계인 명상을 반드시 해야 합니다. 요가의 최종 목표점은 명상이라고 해도 과언이 아닙니다. 우리는 누구나 올바른 명상을 통해서 마음의 평화와 자유를 만끽할 수 있습니다.

3. 명상에도 단계가 있습니까?

요가의 수련 단계를 기준으로 해서 본다면 명상은 네 단계로 나누어져 있는데 그것은 다음과 같습니다.

❶ 감각의 통제(pratyahara)[12] : 호흡 수련과 명상의 중간 단계라고 볼 수 있습니다.
❷ 집중(dharana) : 사물이나 대상에 집중해 나가는 과정입니다.
❸ 명상(dhyana) : 대상에 대한 집중을 넘어서 확장되는 과정입니다.
❹ 초월(samadhi) : 대상에 대한 초월, 자유의 획득 과정입니다.

물론 냉정히 보면 모든 명상은 집중에서부터 시작합니다. 그리

---

12) 감각의 조절 또는 감각의 통제. 단어 자체의 뜻은 '포기'로 사람의 다섯 가지 감각 기관을 통해서 들어오는 외부의 자극을 포기하고 내면에 집중하는 수련이다.

고 대체적으로 명상이 잘되는 사람은 신체적으로 안정된 사람이라고 볼 수 있습니다. 이것은 명상을 잘하기 위해서 바로 음양-요가의 실수련을 요구한다는 것입니다. 음양-요가 수련으로 몸을 바로 잡은 후 명상으로 나아가면 그만큼 안전하다는 뜻입니다. 그러나 신체적으로 문제가 없이 안정되었다고 해서 명상이 잘되고 있다는 것으로 착각해서는 안 됩니다.

4. 현대인들에게는 왜 명상이 필요한가요?

사람으로 태어나 한평생을 잘 살기 위해서 가장 중요한 것은 무엇일까요? 개인에 따라 여러 가지 답변이 나올 수 있겠지만 저는 한마디로 '내가 누구인지 아는 것'이라고 답변하겠습니다.

우리는 누구나 좋든 싫든 이 세상에 태어나서 살고 죽는 끊임없는 순환의 과정을 되풀이합니다. 이런 순환은 비단 사람의 인생살이뿐 아니라 모든 생명체들의 숙명이자 자연의 원리입니다. 이런 순환의 과정에서 자기 존재의 근본을 캐는 것, 나아가 자기 존재에 대한 의미를 올바로 이해하는 것은 빠뜨릴 수 없는 과제일 것입니다.

우리가 이번 생(生)에 태어난 것은 지난 생에서 배우지 못한 것을 배우고 겪고 그것을 통해 올바른 지혜를 얻기 위함입니다. 우리의 인생에서 누구나 각자의 카르마로 인해 극복해야 할 문제가 있습니다. 저 역시 이런 극복해야 할 문제에 대해선 이 순간에도 새로운 각오와 의지로 도전하고 있습니다. 명상은 절대적인 힘이자 카르마를 없애는 길입니다.

   그러므로 내가 일평생 겪는 크고 작은 시련은 나를 단련시키는 데 필수이며 이런 과정을 거쳐야만 더 나은 삶을 살 수 있습니다. 우리는 명상을 통해 이러한 일련의 과정을 내 것으로 만들 수 있습니다. 여기에 명상의 묘(妙)한 이치가 있습니다. 명상은 인생살이에서 무엇이라 딱히 표현할 수 없는 그 묘의 이치를 여는 중요한 열쇠입니다. 그래서 전 생애가, 전 삶의 모습이 명상적이어야 합니다.

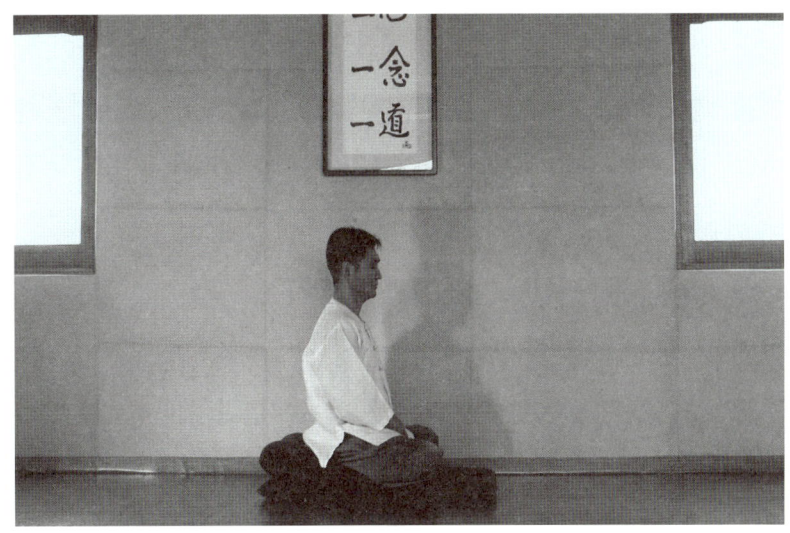

명상 중인 저자

5. 명상을 잘못하면 오히려 정신적 장애가 온다던데요?

그렇습니다. 개인마다 수련의 강약이 있고 과정과 순서가 있음은 주지의 사실입니다. 성별과 나이에서 오는 차이도 다소 있을 수 있습니다. 특히 명상을 꼭 배우고자 하는 초보자라면 저는 음양-요가를 최소한 3개월이라도 수련하라고 충고하고 싶습니다. 그것은 음양-요가가 명상 수련에서 오는 갖가지 상념과 잡념을 없애는데 중요한 무기가 되기 때문입니다.

저 자신도 수련하고 가르치는 속에서 확연하게 느끼는데 신체가 허약한 사람은 정신력도 약하다는 점입니다. 게다가 명상의 첫 단계가 집중력을 키우는 일인데 망상에 빠지거나 현실 도피를 생각한다면 곤란합니다. 세상살이 자체가 계절의 순환처럼 오고가는 것입니다. 세상살이에 어찌 희로애락이 없겠습니까? 많은 사람들이 심리적, 정신적인 불안감을 호소하지만 사실 그 원인은 모두 각자가 만든 것입니다. 그래서 이 모든 것을 극복하고자 명상을 하는 것이지 결코 현실을 도피하기 위해 명상하는 것은 아닙니다.

6. 명상을 통해서 희로애락을 극복할 수 있습니까?

그렇습니다. 우리의 인생살이엔 오르막길도 있고 내리막길도 있습니다. 바다가 고요할 때는 파도도 치지 않습니다. 태풍이 올 때는 성난 노도가 일어납니다. 이처럼 사람의 마음도 매 순간 뜨고 또 가라앉습니다. 자기 마음을 극복한다는 것은 인생살이의 온갖 형상을 냉철하게 관찰해서 순간순간에 닥치는 마음의 동요를 철저하게 없애는 것입니다.

그런데 요즘 사람들은 너무 쉽게 결정하고 판단하는 습관이 있습니다. 또 과학을 잘못 이용하는 경우도 많아 과학과 정보의 시대라고 주장하면서도 그 과학의 법칙을 자기 생활에 제대로 활용하지 못하는 자기 함정에 빠져 있습니다. 예를 들면 현대인들은 자동차 때문에 자기 몸이 죽어가고 있음을 모릅니다. 자동차 자체가 문제가 아니라 사람이 문제입니다. 문명의 편리함을 적절히 누리지 못하고 지나쳐서 탈입니다.

사람의 몸도 그렇습니다. 몸의 에너지를 잘 활용하지 못해 생긴 결과는 제대로 사용하지 않은 기계가 훨씬 빨리 낡는 것과 같은 이치입니다. 강력한 에너지가 축적된 사람에게는 갈등이 없습니다. 갈등 그 자체가 에너지를 소모시키는 것이기 때문입니다. 생각이 분산되는 것을 막는 힘, 그것이 집중입니다. 생각을 줄여서 물리적 시간 개념보다도 시간을 아껴 쓰는 것, 그것이 명상의 묘미 아닐까요? 실례로 삼풍백화점 참사(1994년) 때 지옥 같은 콘크리트 더미 속에서 열흘 이상 버티며 살아난 사람들의 공통점을 보십시오. 모두가 반드시 살아날 것이라고 굳게 믿고 외부의 악조건에도 페이스가 말리지 않았다는 것, 그리고 실제 시간보다 훨씬 짧게 느꼈다는 점입니다. 이러한 사실은 무엇을 말합니까? 그들이 명상을 배우든 배우지 않았든 생존자들은 의지로써 몸과 마음의 생체 시계를 천천히 움직였던 것입니다.

명상에는 고도의 정신적 에너지가 필요합니다. 명상을 통해서 자기 실체를 파악하지 못하고 나약한 생각에 빠지거나 현실 도피의 망상에 무너지는 일이 없도록 해야 합니다. 이것이 명상을 배우는 사람에게 가장 중요한 철칙입니다.

7. 명상 수련의 비법이 있나요?

사실 세상의 비법이라는 것은 모를 때 비법이지 알면 다 우주에 있는 것인데, 우리가 자기 함정과 착각에 빠져서 못 볼 뿐입니다. 세상이 혼탁해질수록 올바른 비법도 그릇된 비법도 더욱 많이 나타나므로 이때야말로 자기중심이 필요합니다.

8. 명상 중 집중이 안 되고 떠오르는 잡념을 어떻게 없애나요?

자신에게 명상이 왜 필요한지 솔직하게 물어보시기 바랍니다. 현대인들은 복잡한 생활을 합니다. 우리 생활을 보면 문화와 사회 구조 자체가 단 한 순간이라도 제대로 쉴 수 있는 여유를 주지 않습니다. 이것이 우리의 현실입니다. 명상이 한순간의 취미가 되지 않으려면 자신의 삶 전체에서 더 큰 자각과 결단이 필요합니다. 구체적인 방법을 말씀드린다면 초보자는 명상을 할 때 촛불이나 벽면에 찍은 점을 응시하거나 코끝을 응시하십시오. 물론 촛불이 흔들릴 수 있으나 가만히 잘 관찰해 보세요. 자신이 흔들리고 있지는 않나요? 그 순간을 포착하십시오.

9. 촛불을 응시하는 명상 수련은 얼마나 해야 하나요?

Q. 얼마나 해 보셨습니까?
A. 2~3주 정도 했습니다.

Q. 그래, 어떤 느낌이 있나요?
A. 촛불이 흔들리거나 눈물이 나기도 하고 간혹 마음이 차분해지기도 합니다.

Q. 처음보다 요즘은 어떻습니까?
A. 많이 안정된 것 같습니다.

수련이 향상되면 수련 자체에 집착하는 일이 없도록 해야 합니다. 그래도 계속 마음이 차분해지지 않는다면 명상 수련을 올바르게 한 수행자나 선생님에게 전문적인 도움을 받는 게 좋습니다.

10. 명상 중에 나타나는 각종 현상(어떤 계시를 받았다거나 환각이나 환청을 겪기도 하고 또 무엇이라고 말할 수 없는 심리적인 느낌 등)의 체험을 어떻게 받아들여야 합니까?

이 질문에는 제한적으로밖에 답변할 수 없음을 이해하시기 바랍니다. 일반적으로 사람들은 남들이 가볍게 지껄이는 말에 너무 민감한 것 같습니다. 사람들은 알게 모르게 공포와 두려움을 가지고 있습니다. 그런 내면 깊숙한 공포와 두려움이 환청이나 환각으로 나타날 수도 있습니다. 잘못된 허상을 보고 명상 분위기를 스스로 깨거나 두려움과 착각에 빠지는 건 집중의 힘이 아직 제대로 축적되지 않았기 때문입니다.

오늘날 지구상엔 종교 외에도 여러 집단과 개인을 통해 수많은 경전이나 진리에 이르는 길이 다양하게 존재합니다. 예를 들어 어떤 종교가 진리를 설명하고 주장하는데, 자신들의 종교 교리와 구조 특성에만 기준을 두고 한다면 일단 진리의 잣대는 어느 한쪽으로만 치우치게 될 것입니다. 그렇다면 우리는 진리인데 당신네는 다소 부족하다는 평가를 내릴 것 같습니다.

오래 전에, 요가를 수련했던 분이 저에게 어느 한 수행자를 만나 보면 어떻겠냐고 권하기에 저는 그 연유를 물었습니다. 그분의 가르침(명상 방법)에서 참으로 많은 평화를 느꼈고 그렇다 보니 저에게도 소개하고 싶다고 하더군요. 저는 '언젠가 때가 되면 만날 수 있겠지요'라고 말했습니다. 그분은 약간 섭섭한 표정이었지만 여러 달 후 그는 다시 찾아와 그곳의 명상법을 버리고 이제 수련만을 열심히 하겠다고 했습니다. 그러면서 이젠 저를 진정으로 이해할 것 같고 자신도 더욱 수련에 정진하겠다고 했습니다. 저 역시 '더욱 좋은 가르침을 받아서 좋은 말씀 부탁한다'고 했습니다. 이런 저의 태도에 대해 일부에선 자신의 수련과 수행 기준에 너무 빠져 있다고 생각할 수도 있을 것입니다. 그렇지만 제 견해는 이렇습니다.

"명상은 혼자되는 연습이다.
명상은 스스로 일어서는 훈련이다.
명상은 모든 고독을 극복하는 청량제이다."

이런 정도로 명상에 임하는 기본 태도를 정하고 자신의 수준에 맞는 '절대적인 상식'에 입각하여 수련하라고 당부하고 싶습니다. 내가 혼자 떠난 명상 여행에서 느끼고 본 것을 타인에게 지나치게 설명하려 들거나 강요하는 것은 자신의 명상 에너지를 너무 허투루 쓰는 것입니다. 참되고 올바른 명상은 자신의 완전한 삶의 모습으로 투영됩니다. 명상 속에서 얻은 자신의 작은 체험을 확대 해석해서 남에게 강요하는 태도는 서로에게 도움이 되지 않습니다.

훌륭한 명상가는 물건을 잘 팔기 위해 뿌리는 홍보지로부터 알게 되는 게 아니라 자연스럽게 알려지는 것입니다. 우리말 그대로 저절로, 스스로, 자연스레, 순리대로 말입니다. 덧붙여서 일부의 그릇된 현상에 대해 말하자면, 특히 진리를 믿고 따르는 사람은 각자의 카르마(업)가 다른데 자신의 환영이나 계시를 모든 사람에게 일방적으로 적용하려 해서는 안 됩니다. 저는 이해하거나 납득할 수 없습니다.

당신이 진정으로 사랑하는 사람과 함께 있다면 열 시간이 한 시간으로 느껴지며 그 누구도 둘 사이에 끼어들 수 없습니다. 이와 마찬가지로 당신이 무엇에 집중하든 그 대상에 열중할 수 있을 것입니다. 왜냐하면 집중하는 곳으로 에너지가 움직이기 때문입니다. 그래서 집중의 대상이 중요합니다. 그릇된 대상에 집중하면 자기 파멸의 지름길이 됩니다. 그러나 확연하게 깨달으면 더 이상 변화하는 수에 끌려다니는 일은 없을 것입니다. 이것이 환각이나 환청 같은 변화무쌍한 상황의 현실을 극복하는 길입니다.

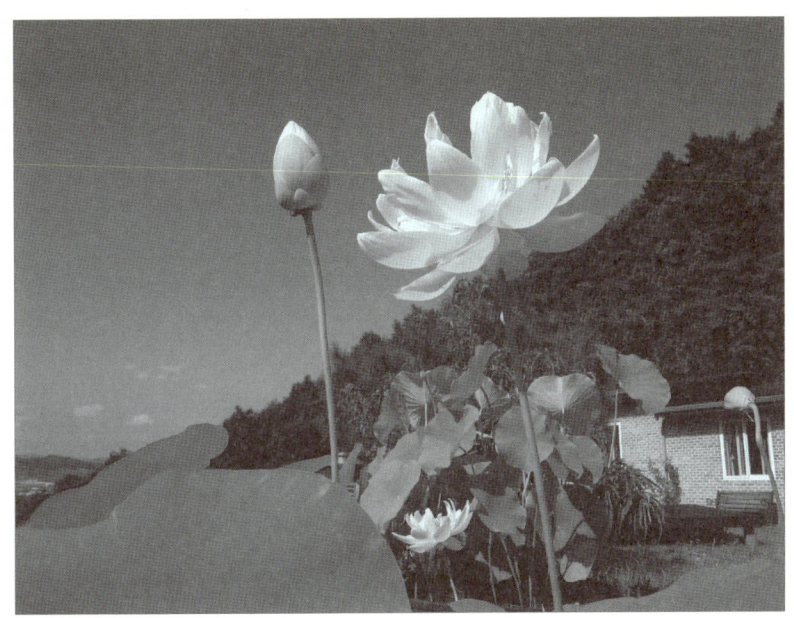

한여름의 내안의 뜰 연꽃

11. 만트라-요가(mantra-yoga) 수련을 강조하시는 이유는 무엇인가요?

소리에는 우리 자신의 에너지가 있습니다. 기운이 없는 사람은 소리도 잘 터지지 않습니다. 우리가 소리를 통해 상대에 대한 느낌을 구체적으로 갖는 것은 소리 속에 그 사람의 에너지가 담겨 있기 때문입니다.

목소리가 이상하면 아무리 멋진 외모를 가진 사람이라 할지라도 대부분 호감을 주지 못하는 이유가 거기에 있습니다. 만약에 한 젊은 남자가 팔등신 미녀에게 첫눈에 반해 데이트 신청을 했는데 그녀가 이상한 목소리로 대답했다고 상상해 보세요. 목소리를 듣는 순간 분명 그 여자의 매력보다는 이상한 목소리가 강하게 남을 것입니다. 우리가 회사에서 업무적으로 모르는 누군가와 전화를 할 때 상대가 간혹 화사하거나 즐겁게 전화를 받으면 내 기분까지 덩달아 좋아지는 경우가 있습니다. 분명 우리의 일상에는 겉으로 보는 것만이 아닌 목소리로 전달하는 에너지의 교류가 늘 이루어지고 있기 때문입니다.

음양-요가를 통해 우리가 몸의 기운을 바꿀 수 있는 것처럼 만트라-요가도 우리에게 새로운 기운을 불어넣어 줍니다. 하타-요가가 운동과 호흡의 원리로 기운을 변화시킨다면 만트라-요가는 인체 공학적인 측면에서 소리의 파장을 통한 세포의 떨림, 진동으로 기운을 변화시키는 것입니다. 만트라 수련은 소리를 통해 몸 전체에 진동을 일으켜 막힌 기혈의 흐름을 원활하게 만드는데 특히 목 부위의 비슈드하 차크라(vishuddha cakra)에서부터 명치 부위의 아나하타 차크라(anahata cakra)에 이르는

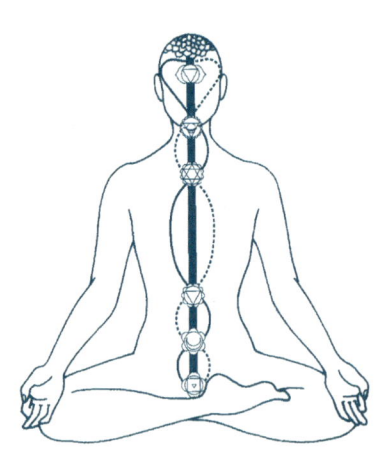

인체의 에너지 센터 차크라

부위의 에너지를 각성시켜 숨길을 열어주고 심·소장이 문제가 되는 화(火)의 기운을 안정시킵니다.

자연의 흐름으로 봤을 때 새벽과 아침 시간대에는 오행의 목화(木火)의 기운인 간·담, 심·소장의 기운이 떨어지므로 다른 시간대에 비해 목소리가 잘 안 나오고 잠기는 경우가 많습니다. 평소 목소리가 잘 안 터지고 가슴이 답답한 사람들은 그쪽의 기운이 떨어져 있다고 보시면 됩니다. 실제 화병에 걸린 사람들은 평소에 명치 부위를 많이 두드리면 좋습니다. 왜 뭔가 놀라거나 흥분하고 답답한 일이 있으면 사람들이 가슴과 명치 부위를 막 두드리는 것은 살기 위해 본능적으로 작동되는 시스템이고 몸부림인 셈입니다.

만트라 수련은 몸을 정화하는 신체적인 측면뿐만 아니라 우리가 평소에 말을 통해 지은 많은 업들을 소멸한다는 의미가 있습니다. 많은 사람들이 남에 대한 비방, 서로에 대한 험담으로 상처를 주고받으며 자신의 말로써 두터운 업장을 쌓고 있습니다. 그래서 불교 경전의 하나인 『천수경』에는 입으로 지은 죄를 소멸하는 "정구업진언(淨口業眞言)"이라는 만트라가 있습니다. 말 때문에 살인도 나고 전쟁도 터지고 하는 것을 보면 세상에 말보다 더 무서운 무기는 없는 것 같습니다. 그런 의미에서 현대인들에게 만트라는 중요한 의미가 있습니다.

12. 만트라 수련의 원리를 좀 더 자세히 설명해 주세요.

만트라는 한 마디로 소리명상이라고 할 수 있는데, '생각하다'라는 뜻인 동사 '만(man)'과 '수단, 도움, 덕분에'라는 뜻을 가진 접미사 '트라(tra)'가 합쳐진 말입니다. 그래서 '소리로 표현한 생각이나 의향(意向)'이라는 뜻입니다. 또는 기도, 암송(暗誦), 진언(眞言), 조언(助言), 계획(計劃)으로도 불립니다.

만트라는 신령하고 초자연적인 음소(音素)입니다. 만트라는 뜻이 있거나 없을 수도 있으며, 의미를 의사소통하거나 할 수 없기도 합니다. 대표적인 만트라인 옴(Aum)은 우주의 시작-과정-끝, 또는 탄생-삶-죽음을 포함하는 성스러운 소리입니다. 과학적으로는 우주의 탄생을 빅뱅(Big Bang), 대폭발의 개념으로 설명합니다. 성경에서 '태초에 말씀이 있었다'는 그 말씀도 바로 소리의 하나입니다.

또 많은 종교에서 소리는 믿음을 세워 신과 소통하는 하나의 수단입니다. 불교의 독송과 염불, 기독교의 통성 기도나 찬송, 암송, 낭송, 축문(祝文) 등은 각각의 종교 의례에서 중요한 부분을 차지합니다. 심지어 주술을 외거나 무술 도장에서 내는 기합 소리도 흩어지는 기운을 막고 정신을 통일하기 위한 좋은 방법이기도 합니다. 바로 소리 덕분에, 소리의 도움으로 정신을 통일하고 신을 만날 수 있는 것입니다.

정통 요가의 한 지류로서 만트라-요가는 어떤 면에선 상대적으로 낮은 수준의 수행자에게 적합하다고 합니다. 그렇다고 만트라의 중요성이 무시되는 것은 아닙니다. 오히려 누구에게나 적합할 수도 있다는 뜻입니다. 왜냐하면 깨달음과 마음의 평화를 위해 요가 상태에 도달하는 길은 여러 갈래가 있으며 만트라-요가도 그런 수행 방법 중 하나이기 때문입니다. 신체적인 면에서는 다음과 같은 구체적인 효과가 있습니다.

첫째, 만트라는 소리의 진동을 통해 입안과 얼굴, 성대-기관지-폐-심장-위장-대장 계통까지 부드럽게 마사지하는 효과가 있습니다.

둘째, 모든 세포는 진동을 하며 움직이고 있는데, 만트라는 그 진동력을 높여 세포를 건강하게 만듭니다.

셋째, 만트라를 하는 동안 서서히 몸이 데워지며 땀이 나는 것은 열에너지가 생산되어 체내 신진대사가 원활해진다는 표시입니다.

13. 구체적으로는 어떻게 만트라 수련을 하면 좋은가요?

만트라 수련은 그냥 무턱대고 소리만 지르는 것이 아니라 발성을 해서 소리가 울리도록 해야 합니다. 고대부터 많은 수행자들이 연구해온 결과, 만트라 수련시 내는 옴(aum)은 여러 소리 중에서도 더 많은 진동파와 에너지의 파장을 불러일으킨다고 합니다. 그래서 옴(aum)은 가장 핵심적인 소리이기도 합니다. '옴'은 음성학적으로 봤을 때는 아(초성) + 우(중성) + 음(종성) 의 세 가지 소리의 통합이고 시간적으로 풀이할 때는 시작, 과정, 끝을 포함하는 삶의 철학적 의미가 담겨 있습니다.

예를 들어 우리나라 국보인 성덕대왕신종 일명 에밀레종과 관련된 놀라운 사실입니다. 에밀레종 소리가 신라의 서라벌 일대 전역을 통해 길게 퍼져 나갔다고 하는데, 마침 서울공대 교수들이 그에 관한 원리와 성분을 밝혀냈지만 에밀레종 소리의 파장처럼 똑같은 종은 결코 만들 수 없다고 합니다.

일반적으로 소리의 파장은 직선으로 가는 게 아니라 일정한 곡선으로 퍼져 나갑니다. 좋은 소리란 맑은 소리가 오랫동안 멀리 퍼져 나가는 것을 의미하는데, 먼저 발생한 소리가 점점 내리막길에 접어들 때쯤 다음 소리가 규칙적으로 그 파장의 흐름을 이어 나가야 에밀레종의 은은한 선율처럼 좋은 소리가 난다고 합니다. 에밀레종의 아름다운 소리는 맥놀이 현상이라는 소리 에너지의 균일한 흐름 때문입니다. 이때 동시에 전해 오는 두 음이 규칙적으로 강해졌다 약해졌다 하는 현상이 맥놀이 현상입니다.

맥놀이 현상을 쉽게 이해하기 위하여 예를 들자면 우리가 예전에 운동회에서 이어달리기를 할 때 1등하는 팀의 멤버들은 서로 적당한 시점에서 배턴 터치를 잘하던 걸 연상하시면 됩니다. 먼저 출발한 선수의 탄력을 이어받아 자연스러운 흐름으로 배턴을 주고 받는 것이 이어달리기의 핵심이듯이 요가적인 리듬으로 균형감 있게 파장이 지속되는 소리가 좋은 소리인 것입니다.

안정적이고 지속적인 흐름의 공통적인 요소는 적절한 연결고리의 순환입니다. 이것은 소리뿐만이 아니라 모든 개인, 가정, 조직, 민족 등 모든 것에 해당하는 법칙이기도 합니다. 항상 성공하는 집단과 조직은 연결고리를 잘 찾고 흐름을 잘 유지하는 곳이라고 보시면 됩니다.

요가 철학에선 이 우주를 유지하는 에너지를 비슈누(Visnu)라고 하는데 비슈누의 에너지가 있어야 수련이나 자신의 일이든 세상의 흐름과 단절되지 않고 자신이 원하는 바를 이룰 수 있습니다. 수련을 통해 신체적인 변화뿐 아니라 의식의 변화와 확장을 이루어낼 수 있다면 우리들의 삶은 크게 진일보할 것입니다.

14. 만트라 수련을 하면 어떤 변화가 옵니까?

만트라 역시 바른 선생님을 만나서 올바르게 한다면 더 좋은 결실을 맺을 것입니다. 하지만 기술을 배우려고 하면 안 됩니다. 혹, 누가 기술을 가르치려 한다면 그는 참다운 수행자가 아닐 것입니다. 요가의 목적은 재간꾼을 키우려는 것이 아닙니다. 오늘날 모든 문화와 사회 구조가 그 가치를 물질로 재고 재간꾼을 키우기 위해 주력하고 있습니다. 이것은 이 시대의 불행입니다.

15. 하루에 어느 정도 만트라 수련을 하면 좋을까요?

개인의 의지에 따라 다를 수 있겠지만, 처음에는 아침, 저녁으로 약 10분씩 연습해 보십시오. 이렇게 10분, 30분, 1시간씩 점점 수련 시간을 늘려나가다 보면 나중엔 더 많이 할 수 있습니다.

16. 만트라 수련에선 꼭 옴(aum)만 해야 합니까?

반드시 그렇진 않습니다. 그러나 옴 만트라에 대한 에너지 파장과 철학적 의미는 앞에서 설명했듯이 중요합니다. 만트라 수련의 목적과 의미를 다시금 스스로 묻고 하시기 바랍니다.

산스크리탐으로 쓴 옴

17. 명상이 되었다 안 되었다 합니다. 열심히 하지 않아서 그럴까요?

그렇지 않습니다. 계속해 보세요. 힘들면 쉬었다 하고 모르면 배우면서 가면 됩니다. 단지 확고한 목적의식만 잊지 마시기 바랍니다.

18. 명상은 생각을 지워 나가는 작업이라고 말씀하셨는데 그에 관하여 말씀해 주세요.

명상이란 생각을 지우는 것입니다. 생각을 지운다고 말하니 바보, 멍청이가 되란 말인가 하고 의아해하는 분도 있을 것입니다. 만약 여러분은 몸이 피곤하면 목욕을 하거나 잠을 자는 휴식을 취하며 피로를 풀고 재충전할 것입니다.

우리의 마음도 무수한 생각에 절어 피곤하기 때문에 재충전이 필요합니다. 그래서 우리의 마음과 머리에도 휴식을 주는 것은 당연합니다. 생각을 지운다는 것은 여러 가지 생각을 멈춤으로써 몸과 마음에 적극적인 휴식을 주는 것입니다.

명상 상태라 하는 것은 이랬다저랬다 하는 마음을 가라앉혀 부동심(不動心)을 유지하는 것입니다. '탄생-삶-죽음'이라는 변화의 전 과정에서 시작 이전과 죽음 이후의 그 무엇, 변하지 않는 근본적인 그 무엇을 마음에 담고서 그 변화의 중심에 서는 것이요, 우주의 중심에 서는 것입니다.

당신은 진정한 휴식을 하며 사나요? 명상은 삶의 청량제이며 진정한 휴식입니다. 재충전처럼 편안하게 되는 것입니다.

19. 명상에 관한 원리를 이야기하면서 문제의식을 자주 강조하시는데 그 가르침의 핵심은 무엇입니까?

우리의 마음은 항상 가치를 측정합니다. 어떤 행위가 좋다, 더 좋다, 덜 좋다, 나쁘다, 덜 나쁘다, 더 나쁘다 등등 그렇기 때문에 조건에 걸립니다. 잘 들어 보세요.

배고플 때는 밥을 먹습니다.
잠이 올 때는 잠을 잡니다.
공부할 시간에는 공부만 합니다.
하지만,
배고플 때 밥만 먹지 않습니다.
잠잘 때 잠만 자지 않습니다.
공부할 때 공부만 하지 않습니다.
진짜 배고파야 밥만 먹게 됩니다.

이 말은 정말 배고파야 밥이 뭔지 알 수 있다는 말입니다. 물리적 쌀로 인식되는 것이 아니라 비로소 음식이라는 실체를 알게 된다는 것입니다. 그렇지 않으면 습관적으로 밥을 먹고 왜 밥을 먹는지에 대한 반성도 없습니다. 그렇게 밥을 먹어야 밥과 밥이 되지 못하는 것을 분간하는 지혜가 생겨납니다. 잠도 마찬가지입니다.

이것은 모두 문제의식에 관한 이야기입니다. 의식을 집중할 때 집착이 떨어집니다. 아무리 좋은 약도 때와 상황이 맞아야 약효가 있지 그 이상이 투여되면 약이 아니라 독이 됩니다. 집착은 이와 같습니다.

세상에 살면서 때묻지 않으려면 의식이 명료해야 가능합니다. 어린아이들의 호기심을 보세요. 아이들은 자기 장난감에 한번 빠져들면 부모님의 말이 들리지 않습니다. 문제의식이라는 것은 그와 같이 오로지 그것만 집중하는 것입니다. 크게 하나가 다가와야만 지혜를 만날 수 있습니다. 나는 왜 이런 현상에 그런 마음이 드는가 하는 의심, 그 모든 의심 끝에 긍정이 있습니다. 내 생각과 나만 옳다는 것에 집착하지 않고 가야합니다. 내 자신에 집착하는 이면에는 어떤 콤플렉스가 있기 때문입니다.

몸을 움직여 보면 아사나가 되어야 호흡이 잘되고 호흡이 되면 명상적 의식으로의 전환이 더 빨리 이루어진다는 것을 알 수 있습니다. 아사나 속에서 호흡을 맞추고 의식적으로 에너지를 조율하는 과정 없이 호흡 수련과 명상 수련만 먼저 한다는 것은 아기에게 걷는 연습 없이 뛰는 것부터 시키려는 것과 같습니다. 기본 과정이 탄탄하지 않으면 어려운 단계에 접근할수록 현상 세계 너머에 흐르는 에너지를 파악하는 것이 더 어려워집니다.

호흡은 아사나보다도 눈으로 확인하기 어려우며 명상은 호흡보다도 더 눈에 들어오지 않습니다. 그렇기 때문에 명상 수련은 매우 조심해서 접근해야 합니다. 명상이 잘못 전달되면 정신 나간 소리가 될 수 있기 때문입니다. 따라서 명상은 현실적이어야 하고 명상의 의미를 제대로 전달하려면 철저한 공부가 먼저 필요합니다.

한 가지 물음을 던진다면, 여러분은 숨이 끊어졌다는 말의 의미를 아십니까? 예, 돌아가셨다는 말이지요. 그런데, 이 말을 조금 깊이 생각해 봅시다. 그냥 물리적으로 이해하면 숨을 들이마신 다음 내쉬지 않고 내쉰 다음에는 들이마시지 않는다는 것입니다. 여기서 우리는 마시고 내쉬는 숨에도 어떤 기운이 필요함을 알 수 있습니다. 즉, 기운을 잘 조절하고 다스려야 숨이 끊어지지 않는다는 말입니다. 누구나 에너지, 즉 기운을 잘 보존해야 자신의 에너지를 더 높은 차원으로 끌어올릴 수 있습니다.

이런 예는 종종 우리 사회의 토픽이 되어 세간인들의 관심을 끌기도 합니다. 실제 얼마 전에 돌아가신 선무도의 대가로 알려진 인각스님의 경우, 대웅전 지붕에 걸린 옷을 결가부좌를 한 채로 공중에 떠서 내렸다는 일화가 세간에 화제가 되기도 했습니다. 우리나라의 국보인 에밀레종의 비밀을 아무리 훌륭한 학자들이 과학적으로 규명해내었어도 그와 똑같은 종을 만드는 것이 불가능하다는 결론을 내린 것만 봐도 그렇습니다.

분명, 이 우주에는 우리의 평범한 상식으로는 이해할 수 없는 내공을 가진 의식체들이 존재합니다. 원리는 간단합니다. 요가의 원리로 봤을 때 의식이 호흡을 이끌고 호흡이 몸을 끌고 가면 우리는 물리적 현상에서 벗어날 수 있습니다. 더 이상은 시간과 공간의 한계에 묶여 있는 육신 덩어리가 아닌 의식체가 되는 것입니다.

너무 쉬운 질문이지 모르겠지만, A사람은 5초마다, B사람은 10초, C사람은 1분마다 마시고 내쉰다면 셋 중 누가 제일 명상이 잘 될까요? 의식이 호흡을 타고 간다고 말씀드렸습니다. 처음에는 의식이 호흡의 흐름을 타고 호흡이 점점 길어지다가 길어지는 그것이 에너지원이 되면 나중에는 아예 의식이 호흡과 하나가 됩니다. 즉 몸이 의식체가 되는 것입니다. 그렇게 되어야 요가의 완성인 싯디(siddhi)를 얻게 됩니다.

옛날에 한 선사와 제자가 있었습니다. 그 제자의 공부가 너무 안 되는 것을 걱정한 선사는 제자의 공부가 안 되는 이유로 제자의 공부에 대한 치열함의 부족과 끊임없이 피어오르는 잡념을 꼽았습니다. 도저히 안 되겠다고 생각 끝에 어느 날은 제자에게 소풍을 가자고 제안했습니다. 제자는 신이 나서 길을 따라나섰습니다. 선사는 제자를 폭포 경치가 좋은 곳으로 데려갔습니다. 게다가 스승은 제자에게 맛있는 음식까지 주었습니다. 제자는 음식을 배부르게 먹고 스승이 무슨 말씀을 하시기를 마냥 기분 좋게 기다리고 있었습니다. 그때 스승은 폭포 위에서 먼 산을 바라보는 듯하다가 갑자기 제자를 폭포 밑으로 떨어뜨렸습니다. 제자는 비명을 지르며 '나를 죽이려 하다니 이 땡중 가만 안 놔둘 테다'하고 소리 지르며 폭포 아래로 떨어졌습니다.

하지만 물에 떨어지는 순간부터 제자는 오직 살아야겠다는 그 일념 하나밖에는 아무 생각도 나지 않았습니다. 겨우 헤엄쳐 목숨을 건진 제자는 저 멀리 폭포 위에서 울려 퍼지는 스승의 목소리를 듣습니다.

"이제야 알겠느냐?"

그 소리에 제자는 생각을 떨치는 깨침을 얻었습니다.

우리는 살면서 생각지도 못한 갑작스런 물리적인 고통이나 충격을 받으면 누구나 그 순간 아프다는 생각 하나에만 집중하게 됩니다. 마치 폭포에 떨어진 제자처럼 말입니다. 그처럼 절대절명의 순간에는 누구나 한 가지밖에 생각할 수 없습니다. 그것이 화두(話頭)입니다. 여러 잡다한 생각의 출입을 허용치 않는 간절한 한 가지 생각처럼 화두는 그와 같은 방식, 또는 절실함으로 물고 늘어지는 방식이어야 합니다. 그렇기 때문에 공부가 잘 안 되는 사람은 자신이 그렇게 화두를 잡고 있는지 스스로에게 물어야 합니다.

저는 이 화두를 문제의식이라는 말로 표현합니다. 생각은 생각으로 끊을 수 없습니다. 오로지 의식이 정확하게 흘러야 생각의 흐름으로부터 벗어날 수 있습니다. 삶의 다양한 순간순간에 문제의식을 지닐 때 우리는 여러 잡다한 생각에 덜 사로잡히게 됩니다. 계속적인 변화 속에서 내 의식이 어떤 흐름을 타고 있는지 잘 살펴야 합니다. 하지만 다양한 경우의 수 각각에 문제의식을 모두 적용할 수 없기 때문에 우리는 큰 화두 하나를 잡는 것입니다.

자기 삶 순간순간에 문제의식을 갖는 사람은 자신의 문제가 아무리 복잡할지라도 결국은 문제를 해결하고 맙니다. 그에게는 문제를 해결하고자 하는 몸부림이 있기 때문입니다. 반대로 평소 문제의식이 없는 사람에겐 항상 문제가 따릅니다. 문제의식이 몸부림인데 몸부림 없이 어떻게 삶의 지혜를 구할 수 있겠습니까?

20. 명상을 한 마디로 표현한다면요?

명상이란 생각을 멈추는 것입니다. 이렇게 이해할 수도 있습니다. 여러분이 운전을 하는데 길 중간에서 장애물을 만났다고 가정해 봅시다. 그러면 여러분은 어떻게 합니까? 일단 사태를 잘 살필 것입니다. 그 다음엔 두 가지 행동밖에 없습니다. 거기서 멈추거나 그 길을 계속 가고자 한다면 차에서 내려 장애물을 치우는 것입니다.

명상을 할 때에도 이와 같은 상황이 생깁니다. 특히 초보자가 명상을 하다 보면 수시로 잡념이 생기는데 이 잡념이 운전 중 눈앞에 나타나는 장애물과 같습니다. 이런 잡생각을 멈추면 명상을 계속할 수 있고, 그러지 않고 이런저런 잡생각과 잡념에 시달리면 명상은 이미 끝난 것입니다. 그러므로 명상이란 생각을 멈추는 것입니다.

명상 수련을 하다 보면 누구나 도중에 장애물을 만나게 되는데 제대로 들여다보면 장애물, 곧 잡념이 생긴 원인이 보입니다. 과거에 있었던 일이나 사건의 찌꺼기가 뭔가 해결이 안 된 채로 기억 속에 남아 있기 때문입니다. 이걸 피하지 말고 그 찌꺼기와 잔영까지 다시 끄집어내 그 원인까지 없애는 것이 명상입니다. 그 원인을 우리는 카르마(karma) 또는 업(業)이라 부릅니다. 명상은 이 카르마를 없애는 인생의 큰 작업입니다.

명상을 수련하는 과정에서 여러분은 다양한 종류의 도전을 받을 수 있습니다. 온갖 세상만사와 끝없는 상념과 불확실성 그리고 매 순간순간 떠오르는 착각, 공상, 망상, 환각, 환청 등등. 그렇습니다. 지금껏 살아오면서 자신의 기억 속에서조차 알 수 없는 것들을 만나게 됩니다. 이런 것은 내 안에서 생기는 장애물입니다. 그 모든 것을 여러분들은 끝없는 인내와 열정, 불타는 의지로 극복해야 합니다. 눈으로 보이지 않는 대상과의 싸움은 육체의 고통을 포함하여 때론 지루하고 답답한 매우 힘든 수행의 연속이 될 수 있습니다.

그러므로 명상 수련은 처음부터 철저한 기본자세, 건강하고 단련된 신체 및 강인한 정신을 갖추어야 하며 더욱이 자연의 원리를 거슬러서는 절대 안 됩니다. 명상 수련의 목적은 수많은 생각과 갈

등, 분노와 조바심으로 가득 찬 우리의 마음에 평화를 얻고자 함입니다. 더 나아가 자신의 삶과 죽음의 언덕 그 저편의 무거운 침묵을 뛰어넘어 이 우주의 중심에 빛으로 우뚝 서기 위함입니다.

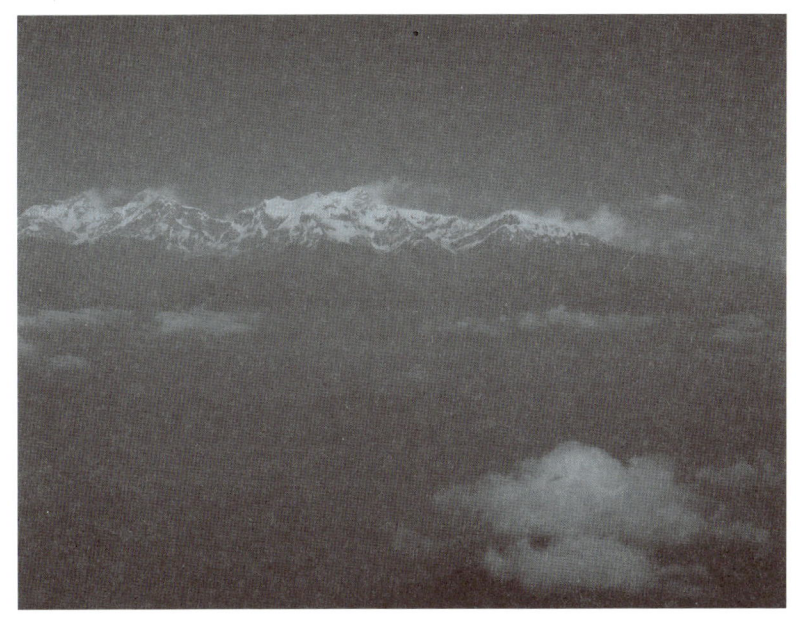

순례길에 네팔 상공에서 바라본 히말라야

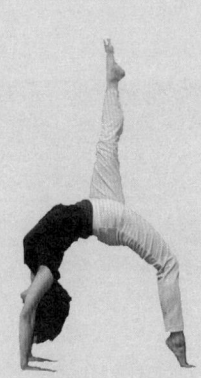

어떤 일이든 시작과 끝을 가는 동안에는 수많은 난관이 개입하게 됩니다. 이 시대의 요가인들은 자신의 시작에서 그 시작이 어떤 끝을 향해 가는지 모르기 때문에 물질적으로 타락하고 정신마저 황폐해지는 것입니다. 결과적으로 자기가 이 일을 왜 하는지에 대한 사명감이나 명료한 의식과 가치관이 서 있지 않다면 쉽게 중도하차할 수밖에 없습니다. 따라서 진정 일을 하고자 하는 사람들은 내 속에 하늘의 씨앗, 우주의 씨앗이 있다는 일신강충의 믿음을 가지고 자기의 사명이 무엇인지 화두로 삼아야 합니다.

3. 요가 수행의 정신

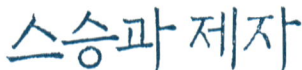

스승과 제자

1. 요가에는 구루(guru)라는 말이 있는데, 요가를 처음 시작할 때 누구에게 배우느냐가 중요합니까?

요가에 입문(入門)하고자 하는 사람에겐 제대로 된 절차가 필요하고 이 절차는 진정한 요가 수행자가 되는 데 중요한 의미를 갖습니다. 경전에서 요가는 반드시 구루에게 가르침을 받아야 한다고 합니다. 요가는 스승으로부터 제자에게 진리가 정확하게 전해지는 것입니다. 구루는 '어둠을 제거하는 자, 장막을 걷는 자'라는 뜻에서 알 수 있듯이 무지와 미망에 씌운 제자를 어둠에서부터 해방시킨다는 매우 심오한 뜻을 가지고 있습니다. 이러한 뜻을 잘 새긴다면 요가는 현대 사회의 획일적이고 일방적인 교육을 받아온 사람들에게 더 큰 의미로 다가갈 수 있을 것입니다. 누구나 성실하게 공부하고자 한다면 좋은 인연이 올 것입니다.

2. 올바른 수련을 하기 위해 정확한 가르침을 줄 스승은 어떻게 만날 수 있을까요?

지금 시대에 스승과 제자의 가르침 전제가 일부 물질로만 대체되는 구조는 참으로 문제가 아닐 수 없습니다. 요가가 과거 수천 년 전에는 어떠했는지 몰라도 오늘날 다양한 몸짓의 곡예사같은 삶과 호흡 기술자와 명상 기술자를 양성하는 일부의 흐름은 참으로 안타깝습니다. 한두 사람의 힘으로 지구 환경을 하루아침에 변화시킬 수 없듯이 이런 흐름도 마찬가지일 것입니다.

배움의 마당에서 무엇을 제대로 배우고자 하는 사람은 스승에 대한 헌신과 존경심을 가져야 합니다. 여기서 스승이란 단순히 학교 선생님이나 교수도 아니고 직장 상사의 개념이 아니면서 어떤 교주처럼 맹신하는 것도 아닙니다. 스승은 기술 전수자의 역할을 하는 게 아니라 제자의 몸과 마음속에 이미 자연적인 우주 법칙이 내재한다는 점을 깊이 자각하도록 이끌며 제자가 그 수준에 맞추어 다양한 삶의 형태를 열어가도록 도와주는 존재입니다.

세상의 모든 제자들이 자신의 스승보다 더 발전하지 않고 그대로 머무른다면 우리의 삶은 그다지 큰 희망이 없다고 봅니다. 제자는 스승의 가르침과 삶을 양식으로 먹고 자랍니다. 그렇다고 그의 부속물이나 부하가 되는 것이 아닙니다. 스승이 제자를 대신해 살아주거나 깨달아줄 수 없으므로 가르침이 필요하고 올바르게 전수되어야 하는 것이 배움의 이치입니다. 당신이 훌륭한 요기[13]나 요기니[14], 호흡이나 명상의 대가, 도인 또는 신선 등 어떻게 불리든 간에 진정으로 높은 경지에 이르길 원한다면 어떻게 해야 할까요? 그것 역시 배움의 이치 안에서 찾을 수 있을 것입니다.

다만 오늘날 인간 세상엔 다소 편법이 통할지 모르나 그래도 참다운 삶을 위해선 편법만으로 한 치 앞도 전진할 수 없습니다. 지금 이 순간 시장 한구석에서 온종일 앉아 있는 아줌마에게도 그 나름대로의 오래 앉아 있을 수 있는 비법은 있습니다. 그러므로 이곳저곳에 스승을 수집하러 다니는 우를 범하지 말기를 바랍니다.

당신이 준비될 때 대자연은 진정한 스승을 줍니다. 어쩌면 우주의 삼라만상이 다 스승입니다. 문제는 당신의 의식 수준에 달려 있습니다. 당신 스스로 자신의 의식이 칼날처럼 빛나고 있다고 생각합니까? 무엇을 준비하고 있나요? 그리고 얼마나 준비되어 있습니까?

---

13) 남성 요가 수행자
14) 여성 요가 수행자

저에게 찾아와서 공부하겠다는 사람들 중에 자신의 선택에 비해 상대적으로 포기를 하지 않은 경우를 많이 보았습니다. 이 세상에서는 '선택과 포기'가 하나입니다. 우리가 무엇을 선택함은 동시에 무엇을 포기함을 의미합니다.

3. 자신의 수행이 올바른 길로 가고 있는지 어떻게 알 수 있습니까?

누구나 진정으로 알려는 마음이 있다면 저절로 알 수 있습니다. 저의 소견으로 보자면 바로 자기의 양심입니다.

우리 각자가 삶에서 어떤 고통이나 아픔을 겪으면 그 상황을 어떻게 받아들이고 이해하나요? 어떻게 대처합니까? 그럴 때 자신의 모습을 돌아보십시오. 그 순간 의식을 놓치지 말고 내면의 소리를 들어 보십시오. 자신의 순수 의식이 무엇을 갈망하는지를! 그곳에 당신과 우리의 시작점이 있습니다. 그리고 우주의 시작점이 있습니다.

너무 어렵게 느껴질 수도 있습니다. 물론 이럴 때 스승이 있다면 도움이 되겠지요. 올바르고 정확한 길을 간다는 것은 힘들지만 결국 그 길밖에 없습니다.

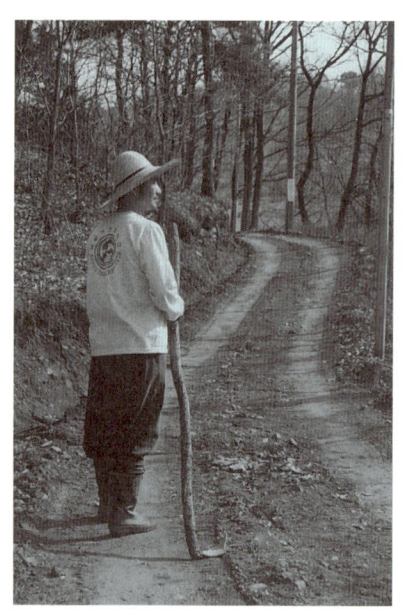

내안의 뜰로 가는 길의 저자

3-2

홍익요가의
수련 철학과 정신

1. 강의 중에 자주 말씀하시는 정면돌파에 관해 설명해 주시기 바랍니다.

돈이 없어서 밥을 며칠 굶은 사람이 있는데 그렇게 배고픈 사람이 갑자기 호텔 뷔페에 갔다고 생각해 보십시오. 분명 우리 옛말 그대로 잔칫집에 가기 전에 몇 끼 굶은 사람처럼 미친 듯이 먹을 것입니다. 그러고선 배탈 났다고 약 먹고 화장실 가고 뭐 이렇게 되는 건 불을 보는 듯 뻔합니다. 이는 마치 밝은 낮에서 저녁의 어스름 없이 갑자기 깜깜한 밤으로 확 바뀌는 것과 같습니다. 변화를 감당하지 못하는 것입니다.

하지만 자신의 의지로 단식(斷食)을 한 사람은 뷔페에 가도 허겁

지겁 먹지 않고 스스로 먹을 게 별로 없다는 것을 알게 됩니다. 먹는다 해도 몸이 필요한 게 뭔지 알기 때문에 죽이나 미음 정도만 먹을 것입니다.

우리를 둘러싼 자연은 일정한 질서를 가지고 운행하므로 우리는 새벽을 거쳐 반드시 아침이 온다는 것을 확신할 수 있습니다. 자연의 법칙은 미세한 오차도 없는 과학입니다. 오차가 없기 때문에 낮과 밤이 존재하는 것입니다. 만약 오차가 생겨 낮과 밤이 예측할 수 없이 갑작스레 변한다면 우리의 삶은 굉장히 불안하고 혼란스러울 것입니다. 낮과 밤뿐만 아니라 우리의 몸과 마음, 생활양식, 가치관 모든 것이 그렇습니다.

하지만 우리가 변화의 흐름을 이해하고 꿰뚫고 있다면 혼돈이나 질서와는 상관없이 자기중심을 유지할 수 있습니다. 변화에 흔들리지 않고 변화의 흐름을 탈 수 있다면 말입니다. 모든 것이 변화하는데 그 변화를 이해하는 변화수를 읽어야 합니다. 변화수를 읽는다는 것은 변화 속에서 변하지 않는 중심을 발견하는 것, 필변(상대)의 세계에서 불변(절대)의 세계로 들어서는 것입니다. 이 말은 주변의 상황들, 즉 상대적인 세계에 영향을 받지 않고 자기 삶의 중심인 절대적인 세계로 진입할 수 있다는 말입니다. 변죽을 울리지 않고 문제의 핵심으로 바로 들어가는 것입니다. 중심에 서야 자기 삶을 주체적으로 이끌어나갈 수 있고 문제의 핵심으로 들어가야 문제가 해결됩니다.

예를 들어 중심이란 태풍의 눈과 같습니다. 태풍의 눈은 중심에서 보는 것입니다. 지금 자신에게 뭔가 잘 안 되는 일이 있다면 내가 어떤 핵심 코드를 놓치고 있다는 것입니다. 태풍을 보면 들어오는 것과 나가는 것의 기운, 원심력과 구심력의 기운이 똑같이 공존하면서 강렬하게 부딪히고 있지만 그 중심은 말 그대로 태풍의 눈은 고요하기만 합니다.

이 원리를 건강과 질병의 개념으로 비유하자면 건강은 우리 몸의 음양(기혈)이 조화를 이루는 것으로 태풍의 상태가 유지되는 것입니다. 질병은 우리 몸의 균형이 깨진 것처럼 태풍이 변화하면서 소멸된 상태로 진입하는 것입니다. 질병은 안 좋은 것, 그래서 없어져야 하는 것이라 보는 시각은 인생에서 혼돈은 나쁘고 질서는 좋다고 말하는 것과 같습니다. 혼돈과 질서의 개념을 양극단으로 몰고 가면 중심인 사람은 없고 귀신과 신만이 존재하는 것입니다. 그래서 요가에서는 신도 귀신도 아닌 사람을 위하라고 하는 것입니다. 사람이 사람 대접받는 것이 중요합니다. 이 의미를 아주 깊이 이해하시길 바랍니다. 이 세상은 혼돈과 질서가 공존합니다.

우리의 인생살이 또한 마찬가지입니다. 따라서 몸이라는 건 끊임없이 혼돈(병)과 질서(건강)를 오가는 것이 당연하고 자연스럽습니다. 그냥 내 몸이 안정되어 있으면 지금 이 순간 질서가 나를 지배하는 것이고 집중이 잘 안 되고 뭔가 불편하다면 혼돈이 와 있는 것입니다. 질서와 혼돈이 없으려면 내가 존재하지 말아야 합니다. 인생에서 완전한 질병의 해방이란 없습니다. 단지 건강한 상태란 질병이 찾아오면 그것을 현명하게 조율할 수 있다는 것입니다. 그것이 바로 중심으로 회귀하는 것이고 태풍의 눈으로 들어서는 것입니다.

태풍의 눈이 주변의 기운 속에서 영향을 받지 않고 고요한 중심을 유지하듯이 자연의 원리를 이해한 사람, 중심으로 회귀한 사람도 그와 같습니다. 우리가 사는 세상을 선과 악의 팽팽한 대립점이라고 본다면 지혜로운 이의 행동은 어느 치우침으로부터도 벗어나 흔들림이 없습니다. 주변의 모든 것을 움직이는 강력한 힘이 있으면서 모든 것의 영향으로부터 떠나 있을 수 있습니다. 하지만 어느 한 축으로 기울기 시작할 때 중심은 무너지게 됩니다. 실패하는 사람들의 공통점은 실패의 원인을 주변 상황 탓으로 돌리는 것입니다. 실패하지 않으려면 중심으로 회귀해야 합니다. 하나로 돌아가야 합니다.

그렇다면 그 하나는 무엇입니까? 어떤 상황에서도 물러서지 않고 정면돌파를 하는 것입니다. 무지막지하게 밀고 나감을 뜻하는 것이 아닙니다. 나는 돈이 충분치 않다, 시간이 충분치 않다, 상황이 좋지 않다, 나이가 너무 많다 등과 같은 변명은 태풍으로 비유하자면 중심으로부터의 이탈이요, 축의 이동입니다. 축이 내 자신으로부터 상대방 또는 주변 환경으로 이동한 것입니다.

상황을 헤쳐나가고자 하는 강력한 의지를 태풍의 눈에 비유해 봅시다. 어떤 상황에서 악조건에 마음이 기울어진다는 것은 스스로 태풍의 눈에서 벗어나 태풍의 주변부를 온몸으로 맞겠다는 것입니다. 인생에서 태풍을 맞으며 여기저기 휩쓸려 다니는 꼴이 되지 않으려면 중심으로 진입할 수 있는 용기가 필요합니다. 스스로 주변의 모든 것들을 잠재우는 태풍의 눈이 되어야 합니다. 우리가 자신의 태풍의 눈을 잃지 않고 계속 지켜야 하는 이유는 우리 모두가 추구하는 가치인 깨달음, 사랑, 행복, 우정, 믿음 등 그 모든 것이 우리 자신이 살아 있을 때 가능하기 때문입니다. 즉 내 태풍의 중심이

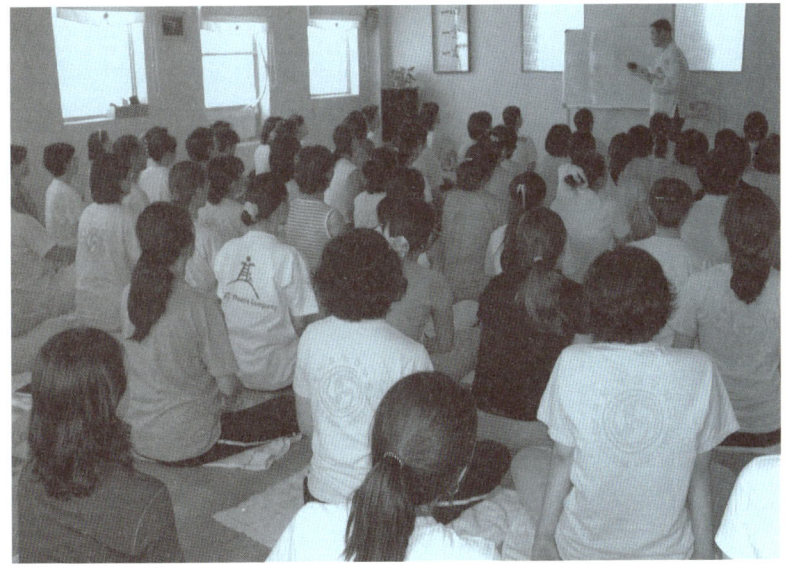

강의 중인 저자

소멸되지 않을 때 가능하다는 말입니다.

성공하는 사람들은 어떤 불리한 상황에 처할지라도 자기 합리화를 하지 않고 자신의 문제를 정면으로 맞서서 해결합니다. 자신의 문제를 정면으로 돌파하지 못하는 사람들은 자신의 문제에 두려움을 갖고 있는 것입니다. 두려움이 지나치면 정면돌파를 할 수 없습니다. 스스로 자기 인생에 태풍이 되지 못합니다. 정면으로 맞선다는 것은 고독하고 외로운 길입니다. 하지만 고독을 진정으로 경험한 사람은 그 길이 하늘과 땅이 함께하는 절묘하고 환상적인 길임을 알게 됩니다.

2. 말씀하신 건강과 지혜의 독립군은 어떤 의미입니까?

홍익요가연구원의 수련목표는 '건강과 지혜의 독립군이 되자'입니다. 스스로 건강의 원리를 배우고 익혀 건강의 독립군이 되어야 자기 삶의 진정한 주인이 될 수 있습니다.

우리 민족은 단군의 고조선 시대와 삼국 시대까지는 그런대로 우리 정신을 유지했는데 점차 중국의 속국처럼 살다가 급기야 근대와선 일본의 식민 지배까지 받았습니다. 지금은 미국을 비롯한 강대국의 눈치를 보며 일부 철없는 동포들은 기득권 지키기에 급급합니다. 지금의 경제적 여건과 문화 환경에서 우리 문화를 이해하고 민족의 긍지를 갖기란 매우 어렵지만 그래도 우린 희망을 포기해서는 안 됩니다. 비록 어떤 이들은 돈의 노예, 지식과 학벌의 노예, 물질의 노예가 되고 심지어 종교조차도 자유와 해방이 아니라 구속과 억압이 되어가고 있지만 절대로 스스로 포기해서는 안 됩니다.

몸과 정신이 다 독립해야만 진정 자기 삶의 주인이 될 수 있습니다. 그것은 일차적으로 건강을 밑바탕으로 합니다. 수련 좀 해서 건강이 좋아지고 마음이 편안해지면 어떤 회원들은 '다 선생님 덕분이니 감사합니다'라고 인사를 합니다. 저는 거기에 이렇게 답합니다.

"조금 좋아졌다고 언제까지나 좋을 것이라고 생각하지 마십시오. 몸은 좋아졌다가도 관리를 안 하면 또 나빠집니다. 이것은 이 세상의 살아 있는 모든 생명체의 자연스런 현상입니다. 그래서 늘 살피는 것이 중요합니다. 그냥 묵묵히 자신을 들여다보며 수련하십시오."

육체적으로 스스로 내 건강을 지키는 것은 물론 정신적으로도 독립을 해야 합니다. 그런 의미에서 수련이 중요합니다. 매일의 수련을 그냥 스쳐가는 하루의 일부분으로 넘기지 마시고 정진해 나가시기 바랍니다. 그러면 각자 독립하는 시점이 훨씬 빨라질 것입니다.

진정한 독립은 자신만이 아니라 자신이 속해 있는 가정과 사회, 나아가 국가와 인류를 위해서도 빠를수록 좋습니다. 앞으로의 미래는 인류의 의식 수준의 향상을 통해서 수백 년의 갈등과 대립을 넘어 종교와 국가, 민족과 언어조차 뛰어넘는 새로운 차원의 의식

혁명이 필요합니다. 그럴 때만이 진정 우리에게 희망이 있습니다.

3. 진정한 수련의 의미를 말씀해 주시기 바랍니다.

가령 여러분이 하는 아사나 동작의 하나인 앞으로 강하게 숙이기 자세(Pascimottanasana)를 완성했다고 해 봅시다. 그럼 이제부터는 그 자세를 안 해도 됩니까? 한번 완성했다고 그 완성이 계속 유지되나요? 그렇지 않습니다. 낮과 밤이 바뀌듯 내 몸도 안 하면 또 굳어지게 됩니다. 그러면 반대로 어차피 또 굳을 거니까 안 하면 되겠구나 하는 생각도 틀렸습니다. 한번 밥 먹고 배부르다고 그 다음엔 안 먹어도 배부른가요? 그렇지 않습니다. 안 하면 삶이 더 고단해집니다. 굳어졌다 풀어졌다를 되풀이하면서 서서히 몸이 좋아지는 것입니다.

수련을 한다는 것은 여러분에게 매일 수많은 성공과 실패를 안겨주는 것입니다. 하지만 성공과 실패 또한 음양이니 자신의 실패와 성

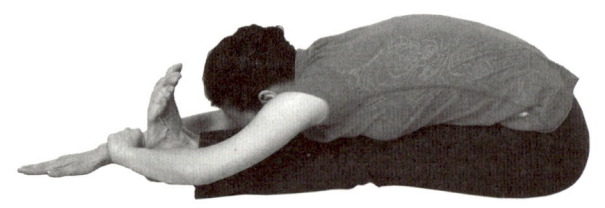

앞으로 강하게 숙이기 자세(Pascimottanasana)

공의 순환이 하루하루의 수련 속에서 어떤 의미인지 관찰하면 여러분의 씨앗은 작지만 반드시 거대한 우주가 되는 순간이 올 것입니다.

여러분 스스로 큰 인물, 거인이 된다는 것입니다. 그럴 경우엔 하루하루가 의미의 씨앗이 되고 눈물의 열매가 될 것이고 빛나는 날이 올 것입니다. 수련의 보람이 이런 것입니다. 매일매일의 수련은 우리 삶에 희망이고 기도이며 평화입니다.

3-3

올바른 요가 선생님을 위하여

1. 수련을 꾸준히 하다 보니 더 깊이 있게 하고 싶어 요가 자격증에까지 관심을 갖게 되었습니다. 요가 선생님이 갖춰야 할 기본 덕목은 무엇입니까?

먼저 각자의 기준과 기본이 다름을 이해해 주시기 바랍니다. 요가를 한다는 것은 돈으로 거래하듯이 자격증을 주고받는 게 아니라 요가에 대한 충분한 이해와 열망의 방식이 전제되어야 하는 것입니다.

그래서 제가 선생들에게 가장 강조하는 덕목은 규칙적인 생활입니다. 수행터에서는 한결같음을 유지하지 않으면 수행이 되지 않을 뿐더러 그렇게 하지 않으면 나약하고 게으른 사고방식의 습을 절대로 뜯어 고칠 수 없습니다. 그래서 한두 시간 아사나를 하는 것보다 더 큰 수행은 한결같은 생활에 있습니다. 요가를 가르치는 사람 자신이 수행이 되지 않고서 어떻게 수련을 지도할 수 있겠습니까? 몸과 마음을 닦는 수련 과정을 통해 수행이 되고 그 수행이 깊어지면서 수도의 길이 열리는 것입니다. 때문에 요가를 가르치는 사람이라면 최소한의 생활 속의 수행을 실천해야 회원들의 수련을 지도할 수 있다고 봅니다.

제가 인성 교육과 이 땅의 정신이 무엇인지나 알고 요가를 가르쳐야 한다는 최소한의 지도 지침을 강조하다 보니 일부 사람들은 그런 것을 힘들다고 말합니다. 그것은 제가 생각하는 요가 선생님의 기준이 기술이나 화술이 아니라 생활 속 수행을 실천하는 것에 있기 때문입니다. 요가 공부는 일평생 살면서 수없이 뜨고 가라앉는 마음에 대해 계속 묻고 따지면서 무수히 자신을 되돌아보며 내공을 쌓는 과정입니다. 따라서 요가 선생님들은 동작을 가르치는 것보다 수행의 바탕을 닦는 것이 더 중요합니다.

제가 요가 선생님이 되기 위한 과정의 수업에서 이론과 실기 이외에 지도방법론을 넣은 이유가 여기에 있습니다. 이 지도방법론은 단순한 티칭 메소드, 즉 스킬이 아니라 수행의 바탕을 이룰 수 있는 시스템을 말하는 것입니다. 거기에는 최소한 요가 선생님으로서 갖추어야 할 자질과 성품 그리고 현장에서 필요한 현실적인 능력 등이 포함됩니다. 그래서 이론과 실기는 어느 정도 책을 보고 연습하면 쉽게 통과할 수 있겠지만 지도방법론에서는 단번에 붙는 경우가 거의 없습니다.

그리고 제 개인적 소견으로는 수행자의 가장 중요한 덕목은 진실함입니다. 비록 사람이 조금 부족하더라도 진실하고 정직한 사람은 결국 알아보게 되어 있습니다. 제자 중에 캐티야라는 캐나다 사람이 있습니다. 아마 우리나라에서 요가 지도 자격증을 딴 최초의 외국인일 것입니다.

지금은 캐나다에서 요가를 지도하고 있는데, 몇 년 전에 저를 캐나다에 초청하여 워크숍을 열기도 하였습니다. 얼마 전에 그 제자에게서 편지가 왔습니다. 최근에 요가 DVD를 만들려고 하는데 DVD 속에 한국에서 공부했던 경험과 그것이 자기 인생에 미친 영향에 관해 담을 수 있을지 허락받고 싶다는 내용이었습니다. 나아가 스승인 저의 영감이나 아이디어가 필요하다면서 곧 한국을 방문하겠다는 내용이었습니다. 그리고 편지에는 다음과 같이 의미심장한 문구가 적혀 있었습니다.

"제가 한국을 떠날 때 선생님께서 일단 아사나만을 가르치라고 하셨고 저는 아직까지 그 뜻을 따르고 있습니다."

저는 그 대목에서 그의 요가 선생으로서의 순수한 진실함을 느낄 수 있었습니다. 가슴 뿌듯함은 이루 말할 수 없었습니다. 캐티야는 이번 방문을 통해 과연 자신의 레벨이 어느 정도인지를 점검받고 싶다는 생각을 직간접적으로 표현한 것입니다.

스승과 제자의 의미가 무엇입니까? 어떤 요가 단체에서는 자격증만 발급하면 다 자신들의 제자라고 말합니다. 이는 스승과 제자의 관계가 아니라 자격증을 매개로 잠시 만났다 헤어지는 관계 그 이상 이하도 아닙니다. 그러니 자격증을 받고도 뭔가 석연치 않은 사람들이 불안한 마음에 여기저기를 다시 기웃거리게 되고 괜한 허영에 들떠 인도 가서 보름이나 한 달 정도를 지내면서 수료증 같은 걸 받아오는 것입니다. 그게 꼭 나쁘다는 것이 아니라 그렇게 하는 목적의식이 뭔지를 스스로 묻지 않음이 문제라는 것입니다. 공부는 목적을 스스로 물어야만 정체성이 확립됩니다.

도장 안이나 외부 강의에서 만나는 회원들 중에는 가끔 선생들에게 수고한다고 작은 선물, 음료수, 간식거리들을 가져다주시는 경우가 있습니다. 연구원에서는 받은 것을 자기 것으로만 생각하지 않고 함께 일하는 선생들이나 회원과 같이 나누어 먹는 습관이 있습니다. 아무 것도 아닌 것 같아도 그렇게 하는 데는 분명한 이유가 있습니다. 그런 작은 것 하나에도 욕심을 내는 습관이 생기면 그 마음은 점점 커지게 됩니다. 요가 수행자에게 욕심내지 말라(aparigraha)[15]는 계율이 있는 것도 그 때문입니다.

---

15) 「요가 수트라」의 요가 수련 8단계 중 첫 번째인 다섯 가지 야마(yama)의 하나

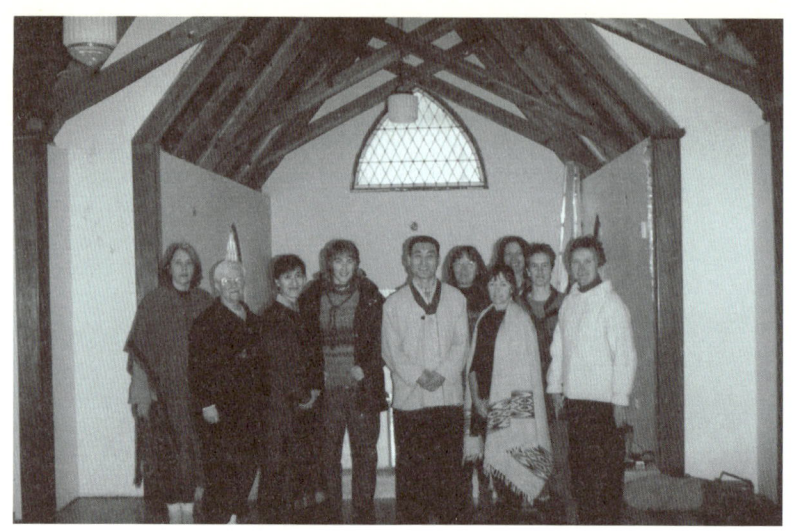

캐나다에서 워크숍을 마친 후

    예전에 한 선생이 외부 강의에서 회원이 준 선물을 자기 것으로 생각해서 자랑하다가 저에게 꾸지람을 들은 적이 있습니다. 공부를 시작한 지 얼마 안 된 제자여서 그런지 그 선물이 왜 자기 것이 될 수 없냐고 이유를 묻기에 다음과 같이 이야기했습니다.

    "그 선물은 네 것이 아니다. 네 것이 아니지만 그러나 잘 생각해 봐라. 그것은 네 것이다."

    그게 바로 제자에게 준 화두였습니다. 제자는 회원이 준 선물이 자기가 잘해서 받게 된 것이라고 생각했지만 과연 그럴까요? 그 선생이 그렇게 강의해서 선물까지 받기까지는 혼자만의 힘으로 이루어진 것이 아닙니다. 자기가 배운 요가의 가르침이 과연 자기 것이라고 할 수 있을까요? 물론 돈으로 자격증을 산 사람들은 그게 그렇게 중요하지 않을 것입니다.

하지만 진실로 요가는 역사 속에서 수많은 스승들에 의해서 전수되어 온 가르침입니다. 그들이 있었던 덕분에 지금 우리가 요가를 배우고 익힐 수 있습니다. 그런데 내가 잘해서 선물을 받았다고 생각한다면 그것은 수행자로서 잘못된 습관을 쌓는 지름길이 됩니다. 요가는 세상을 유물론적으로 바라보는 잘못된 의식의 습관을 부수어 나가는 것입니다. 그런 잘못된 습관이 쌓이면 나중에는 뇌물이나 리베이트를 받는 것이 당연시되는 일부 비즈니스업계처럼 잘못된 길로 가게 됩니다.

지금도 사람들이 연구원으로 선생님이 되겠다고 찾아옵니다. 그들의 이야기를 들으면 몇 개월 만에 자격증을 딸 수 있느냐가 가장 중요한 궁금증입니다. 애초에 몇 년이라는 시간의 개념은 그들에게 없습니다. 어떤 훌륭한 선생님 밑에서 배울 수 있는지, 제대로 된 교육 커리큘럼이 존재하는지는 관심도 없는 경우가 허다합니다. 단지 가능한 빨리 실전에 뛰어들어 얼마 만에 빨리 수입을 얻을 수 있는가가 중요한 관심사입니다. 이 얼마나 기가 막힌 현실입니까?

요가 선생님이 된다는 것은 단지 요가 학원에 등록하고 취직자리 얻는 것이 아닙니다. 요가가 미용 학원에 등록해서 기술을 배우는 식의 직업적인 것과 다르지 않다면 무엇 때문에 요가를 합니까? 왜 하필 많고 많은 일 중에 요가입니까? 제대로 된 헤어 디자이너가 되려고 해도 유명한 원장 밑에서 일하기 위해 치열하게 경쟁하며 일을 시작한다고 해도 처음 2~3년 동안 초년 실습생으로 보조만 하며 어깨너머로 기술을 보고 배워야 하는 것이 업계의 정석입니다. 하물며 인간의 몸과 마음을 다스리는 요가를 가르친다고 한다면 상식적으로도 헤어 디자이너가 되고자 하는 이상의 노력은 있어야 합니다. 교사도 4년을 배우고 시험을 거쳐야 선생님이 되는데 어떻게 두세 달 만에 선생님 소리를 들으려고 하는지 이건 번갯불에 콩 볶아 먹자는 식입니다.

상황이 이렇다 보니 요가계 안에서도 이런 사람들을 이용해 비용만 받으면 불과 서너 달 만에 수료증이나 자격증을 남발하여 돈벌이를 하는 사람들과 단체들이 날로 늘어나 심각한 사회 문제가 되고 있습니다. 그래서 자고 일어나면 자치 단체나 기업의 문화센터 등에 새 요가 강좌가 생겨 일부 수준 미달의 요가 강사가 국민의 건강을 위협하는 일이 생기게 된 것입니다. 그리고 자업자득으로 요가 자격증을 남발한 요가 단체들은 너무 많아진 요가 선생들로 인해 스스로 설 곳을 잃고 있습니다.

요가 선생님이 된다는 것은 인간과 자연, 우주에 대해 끊임없이 공부하는 과정에 들어선 것입니다. 경전에는 요가에서 성공하기 위해서는 두 가지 방법이 있다고 합니다. 하나는 자신이 요가의 싯디를 얻어 구루가 되거나 그게 아니면 훌륭한 스승을 만나 가르침을 받는 것입니다. 그런 의미에서 불교에서는 출가를 하더라도 바로 정식 스님이 될 수 없고 일단 행자로서 일정 기간 동안 수행합니다. 그 후 정식 비구계나 비구니계를 받은 다음에도 더 높은 차원의 깨달음을 얻기 위해 선지식을 찾아다닙니다.

진실한 수행자가 되면 누구나 스스로 돈을 구하지 않아도 자연스레 따르는 사람들이 생기고 그들에 의해서 저절로 공양을 받으며 살아갑니다. 그게 수행의 힘입니다. 그래서 요가 경전에는 옴 만트라를 30만 번을 하면 세상의 재물이 모인다고 되어 있습니다. 30만 번을 하려면 하루에 5시간씩 10년은 해야 할 것입니다. 이 말의 의미는 돈을 버는 게 중요한 게 아니라 한결같은 수행으로 정신이 맑아지면 주변의 사람들이 자연스레 그 수행 에너지를 알고 결국 떠받들게 된다는 뜻입니다.

많은 사람들이 더 나은 삶을 살고자 결심하지만 그 결심은 항상 결심으로 끝나는 경우가 많습니다. 왜 그렇게 결심이 금방 무너질까요? 그건 한번도 제대로 결심한 적이 없기 때문입니다. 결심과 결의에 찬 결단을 해 본 적 없는 사람들이 아직 그러한 준비도 되지 않은 에너지를 가지고 목표다 뭐다 남들에게 이래라저래라 하는 것은 교만일 뿐입니다. 인생을 낭비하는 다른 형태의 객기일 뿐입니다. 결심, 결의에 찬 결단이란 시작에서 '왜'를 물을 수 있어야 합니다. 공부의 목적을 스스로 물어야만 정체성이 확립됩니다.

나는 왜 요가 선생님이 되고 싶은가?

나는 왜 이 공부를 하고자 하는가?

나는 왜 이 일을 하고자 하는가?

2. 진정한 요가 선생님의 모습에 관해 말씀해 주십시오.

꿈이 큰 사람은 포기도 크게 합니다. 내공을 기르지 않으면 인간은 연약한 존재에 불과합니다. 뛰어난 정신력과 내공을 기르지 않으면 학벌, 경제력, 외모 등의 기준을 현실적으로 받아들여야 합니다. 정신이 그런 것들을 압도하지 못할 때는 자신감이 나오지 않습니다.

❶ 요가를 가르치는 사람은 특히 가르치는 행위 속에서 자신이 어떤 카르마를 만들지는 않았는지를 잘 살펴야 합니다.

❷ 수련하는 회원이 말을 잘 듣지 않는다면 그것에 대해 감정적으로 동요하기보다는 혹, 나의 정성이 부족해서 그런 것은 아닌지 조심하고 실천이 따르지 않는 공허한 말을 형식적이라도 하지 않도록 삼가는 것이 중요합니다.

❸ 나의 수련이 깊어지면 배우는 사람의 수련도 깊이가 생깁니다. 가르치는 내가 요가의 향기를 느끼면 배우는 사람도 그 향기

를 맡고 수련에 정진하게 됩니다.

❹ 가르치면서 회원들의 아사나 동작이 잘되고 안 되고만 평가하는 집착과 경계에 빠지는 일이 없도록 안내해야 합니다. 하지만 이 말의 뜻을 잘못 이해해서 아사나는 뒷전이고 수련을 게을리하는 자신을 합리화해서는 안 됩니다.

❺ 이처럼 말귀를 알아듣는다는 것은 말을 문자 그대로 받는 것이 아니라 말의 핵심을 고민하며 화두로 받는 것을 의미합니다. 어리석은 선생은 회원들과의 관계에서 달을 가리킬 때 달은 쳐다보지 않고(문제의 핵심에 접근하지 않고) 손가락만을 쳐다보는(문제의 주변적인 것에 매몰된) 것이라고 할 수 있습니다. 때문에 올바른 선생이라면 항상 스스로 낮추고 내게 무엇이 부족한가를 끊임없이 물어야 합니다.

3. 얼마 전 한 중앙 일간지에서 국내의 사이비 요가 현상을 주제로 기사가 실렸는데요, 요가계가 해결해야 하는 문제점은 무엇인가요?

많은 요가 선생님이 있지만 각자의 의식 수준은 서로 다릅니다. 예를 들어 나무 자세(Vrksasana)를 가르친다고 하면 나무 자세가 몸의 균형 감각을 기르고 하체 기능을 강화한다고 말하는 것이 일반적인 선생님들의 설명일 것입니다. 거기에서 더 나아가 숙련된 지도자는 동작을 할 때 숨을 고르게 하지 않으면 동작을 오래 유지할 수 없다고 하는 수준의 설명을 덧붙일 것입니다. 요가를 가르치는 사람의 의식이 깊어지면 그런 의식을 모아 벼랑 끝에서도 나무 자세로 버틸 수 있다는 체험을 전달할 수 있을 것입니다.

이것이 전달 방식의 차이고 의식 수준의 차이라 하겠습니다. 일반적으로 요가를 비롯한 모든 정신 계통에서 종사하는 사람들이 굶는 문제에 대한 자신감이 없으면 의식이 유물론적으로 흐를 수밖에 없다는 것을 인식해야 합니다.

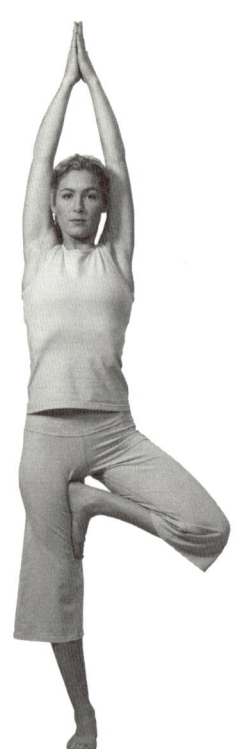

나무 자세(Vrksasana)

우리가 요가를 하는 이유는 자유롭게 살기 위해서입니다. 누구는 다이어트 때문에 어떤 이는 안 아프기 위해서 또는 남들이 하니까 나도 한다고 하지만, 요가는 우주 공간적으로 내 삶이 맘껏 자유로워지기 위해 하는 것입니다. 내 맘대로 산다는 것은 내키는 대로 막 사는 것이 아니라 마음의 원리를 깨달은 사람들이 사는 일체의 구속이 없는 여여(如如)한 삶을 말합니다.

일체의 구속 없는 삶이란 그 모든 것을 이해할 때 가능합니다. 걸핏하면 아프고 누가 조금만 건드려도 불같이 화내면서 자유롭게 산다는 것은 누가 봐도 거짓임이 금방 드러납니다. 구속은 남이 아닌 내가 나를 구속했기 때문입니다. 스스로 건강과 지혜를 구하지 않기 때문에 남이 나를 구속하는 것입니다. 세상에는 그런 식으로 남에게 조정되고 구속되는 경우가 너무 많아요. 예전에는 어떤 요가 선생들은 요가 도장에서 체형 교정이나 지압, 마사지, 안마 등의 방법으로 도장을 운영한 경우가 많았습니다. 이런 구조는 요가의 원리를 가르쳐서 사람들로 하여금 스스로 자기 건강을 돌보며 자유롭게 살 수 있게 도와주는 것이 아닙니다. 어쩔 수 없이 지압이나 안마 등이 필요한 사람들이 그런 기술을 쓰는 도장을 찾도록 유도하는 것입니다. 우리가 그런 구조에 얽혀 들어가지 않으려면 내가 내 몸의 원리를 이해하고 있어야 합니다.

연구원 설립 당시 제가 일반 지도(general course)만을 통해 도장을 운영하겠다고 다짐했던 것은 요가라는 간판 아래 벌어지는 이와 같은 잘못된 현실과 문제점들이 사라져야 요가의 참된 본질이 전달될 수 있으리라 실감했기 때문입니다. 그 당시 어떤 요가 선생님은 걱정스럽다며 그렇게 해서는 밥 먹고 살 수 없다며 제게 여러 번 충고했습니다. 하지만 그들도 막상 2000년대에 요가붐이 불기 시작했을 때는 한꺼번에 많은 인원을 수용하기 위해 일반 지도로 급선회

해야 했습니다. 그 무렵 철없이 요가를 가르치려던 일부 선생들은 제대로 일반 지도를 해 본 적이 없었기에 우리 연구원의 일반 수련 회원으로 입회해서 연구원의 수련 프로그램을 몰래 녹음해가는 일까지 있었습니다.

일반 지도라는 것은 다양한 몸의 구조와 경험을 가진 불특정 다수의 회원들을 대상으로 하기 때문에 반드시 일정한 수련 원칙과 안전에 입각한 프로그램이 있어야 합니다. 지금은 많이 모방해가서 요가 프로그램들이 비교적 엇비슷해졌지만 요가붐이 막 조성될 무렵만 하더라도 요가 지도에 프로그램이라는 개념은 전무했습니다.

하지만 아무리 특정 요가 프로그램을 베껴서 흉내를 낸다고 해도 그 프로그램이 가지고 있는 원리와 철학은 흉내 낼 수 없겠죠. 최근 사이비 요가가 사회 문제가 되고 있는 현실은 그와 같은 사실을 반증하는 것입니다. 일반 지도란 요가의 동작, 호흡, 의식의 3박자의 몸을 다스리는 원리를 수련 회원들에게 전달하고 각자가 그 원리를 적용해 스스로 수련하게 하는 것입니다. 제가 도장의 회원과 선생들에게 독립군이라는 화두를 던진 이유가 거기에 있습니다.

요즘은 또 웰빙 바람과 힐링 바람을 타고 이른바 마음 장사꾼들이 활개를 치는 시대가 도래하였습니다. 웰빙이나 힐링 시장은 최초니 최고니 하는 표현과 다양한 모습의 수련 프로그램들로 대중을 혹세무민하고 있습니다. 말 그대로 춘추전국 시대를 연상케 합니다. 우리가 굶는 문제에 대해 자신이 없으면 우리의 의식은 물질적이 될 수밖에 없습니다. 다른 분야도 마찬가지입니다. 누구든 자기 자신의 사명을 인식하지 못할 때 인간은 연약해지고 조그만 유혹에도 쉽게 넘어가 타락하게 마련입니다

수행자는 '일신강충(一神降衷)'을 믿어야 하는데, 그것은 진실하게 살고자 하는 사람은 결코 하늘이 그를 굶기지 않는다는 신념과 자신의 수련에 대한 절대적 긍정을 의미합니다. 제 일천한 삶의 경험을 미루어 본다면 제가 20대의 젊은 시절을 보낸 과거 70~80년대는 우리 현대사의 암울한 부분인 군부 독재 시절이었습니다. 그 시기를 거치는 동안 저는 이 사회의 뿌리 깊은 구조적 모순들이 제 자신의 동기유발을 막고 있다는 점을 인식하게 되었습니다. 그리고 그런 현상들에 대해 문제의식을 갖고 치열하게 고민하면서 잡게 된 화두가 '곶감대'였습니다.

곶감대란 곶감 열 개를 하나에 꿰는 꼬챙이인데 그처럼 인생과 사회의 모든 문제를 하나에 꿰는 문제 해결의 중심축입니다. 그 중심축 하나를 저는 우리 내부에 잠재되어 있는 민족정신에서 찾았고 음양-요가라는 방편을 통해 동시대의 사람들에게 저의 화두가 전달되기를 진심으로 바랐습니다. 오랜 군부 독재에 길들여진 흐릿한 사대주의적 의식을 바꾸고 올바른 정체성과 뿌리를 회복할 수 있는 실천적인 방법론으로서 요가처럼 좋은 것이 없다고 생각했기

경향신문

12 | 사람과 사람 2006/5/15 월요일

"마음 비우는게 요가의 첫걸음"

홍익요가協 중앙연수원 이승용 원장

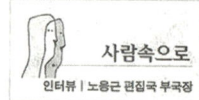
사람속으로
인터뷰 · 노응근 편집국 부국장

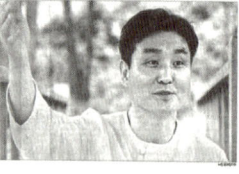

요가 배우기 열풍이 불고 있다. 최근 몇 년 사이의 일이다. 요가가 삶을 빼는 다이어트 방법으로 알려지면서다. 여기에는 원정희, 옥주현, 최윤영 같은 스타가 한몫을 했다. 그러나 이런 요가 붐의 이면에는 어두운 구석도 있다. 한국 소비자보호원에는 요가강습과 관련한 피해구제 신청이 급증하는가 하면 요가강습 중 허리나 목을 다쳐 병원신세를 지는 사례도 늘고 있다. '사이비', '부적격'요가 지도자가 양산되면서 나타나는 부작용이다. 지나친 상업화의 결과다. 30년 가까이 요가수행을 하면서 오래전 이같은 일을 예견한 이승용씨(사진)를 만나봤다. 홍익요가연구원 설립기까지 아니라 현재 사단법인 홍익요가협의 중앙연수원장으로 수련과 후진 양성, 한국적 요가 프로그램 개발에 힘쓰고 있다.

"국내에는 사단법인 형태의 요가협회만 24곳이나 됩니다. 개인 차원에서 운영하는 곳도 많습니다. 불과 3년 전만 하더라도 국내 요가계는 한국요가협회가 30여년간 유일한 단일 체제를 유지해왔습니다. 그러나 순식간에 쭉 들어졌습니다. 요가붐이 부채질한 면도 있지요. 그 결과 제대로 훈련을 받지 않은 지도자들이 양산되고 있습니다. 돈벌이에만 급급해 자격증이 남발되고 있는 겁니다."

다이어트 붐에 협회만 24곳

현재 이런저런 요가단체에서 지도자 자격증을 받은 사람은 1만명이 넘는 것으로 추산된다. 그러나 이원장은 이들 중 '진정한' 지도자는 10%도 안된다고 지적했다. 요가 동작을 흉내낼 수 있을지는 의의 수준은 형편없다는 얘기다. 이원장은 이런 현실을 안타까워했다. 이 때문인지 그의 요가 지도자론은 혹독했다. 이원장은 요가 지도자의 첫째 덕목으로 '진실성'과 '정성'을 꼽았다.

"요가 지도자가 되기 위해서는 요가 이론과 실기는 물론 지도자법부터 배워야합니다. 요가지도자의 성품, 자질이 중요하기 때문입니다. 지도자가 되기 전에 먼저 바른 사람이 돼야 하는 것이죠. 지도자는 단순히 동작만 가르치는 사람이 아닙니다. 요가를 철학과 수행체계를 바탕으로 운동과 호흡, 명상을 프로정신으로 갖고 덤벼야 합니다. 관련 책도 100여권을 읽어야 합니다. 홍익요가연구원의 지도자 과정이 까다로울 수밖에 없는 이유다. 게다가 지도자 과정을 거친다고 자격증을 주지 않는다. 일정 수준에 올라야 한다. 따라서 자격증을 쉽게 딸 것으로 생각하고 찾아왔다가 발길을 돌리는 사람도 많다. 그러다 보니 뒷대가 높다는 얘기도 듣는다.

"지난 10여년간 1,000여명이 지도자 자격증에 욕심을 내고 찾아왔지만, 자격증을 딴 사람은 100여

명뿐입니다. 그 증에는 다른 단체에서 자격증을 받은 사람이 40~50%쯤 됩니다. 감히 말하건대 홍익요가연구원의 지도자는 '영혼'이 다릅니다. 순진하고 순수합니다."

그렇다면 요가 입문자가 사이비 지도자를 어떻게 알 수 있을까. 이원장은 다음과 같은 이 지도자는 일단 의심할 필요가 있다고 지적했다. 척추교정이나 마사지 처럼 수련 과정을 권하거나 외형적으로 접근하는 사람, 기(氣)등 보이지 않는 것을 과장되게 얘기하는 사람, 지나치게 인도식을 추종하거나 신비적으로 접근하는 사람, 단식을 권하면서 정수기 같은 물건을 파는 사람, 다이어트 속성법을 내세우는 사람...

이원장이 요가와 인연을 맺은 것은 1980년대 군대에서 입은 치명적인 무릎부상을 요가수행으로 치료하면서부터다.

돈벌이 급급한 지도자 많아

그러면서 이원장은 뜻있는 각계각층의 전문가들과 모임을 갖고 당시 반약한 요가이론, 요가철학을 깊이 연구하기 시작했다. 90년엔 홍익요가연구원을 세웠다. 요가를 학문적으로 가르치는 대학과 연수도장 간 교량 역할을 하기 위해서였다. 그러자니 수련 프로그램이 필요했다. 이원장은 국내에는 자료가 없어 히말라야, 인도, 미국, 유럽 등 세계 30여 나라의 요가연구소, 요가센터 등을 돌아봤다.

이원장은 '정통요가'를 지향하면서도 우리나라 풍토에 맞는 '한국적 요가'를 강조한다. "우리 민족은 관다리가 많아 인도인의 동작을 그대로 따라하기 어렵습니다. 우리 실정에 맞는(行功) 개발이 필요한 이유입니다. 요가 경전이 밝힌 철학과 원리를 따르면서 우리의 정서와 문화, 체질에 맞는 요가 프로그램을 개발하는 것이 중요합니다. 수련자 개개인에 맞는 맞춤식수련법도 나와야 합니다. 인도식 요가를

'교조적'으로 따라하는 것이 정통요가가 아닙니다. 요가는 인류의 보편적 수련체계이자 훌륭한 정신적 문화유산으로 봐야 합니다."

그가 이런 생각에서 내놓은 책이 '한국인을 위한 음양요가'(95년), '한국인을 위한 오행요가'(97년)다. 이원장은 요가의 주제는 자유와 평화로운 삶이라고 설명했다.

규칙적 생활 섭생 병행해야

이원장은 1주일에 4일가량은 충북 충주시 동량면 봉골재에 있는 중앙연수원에서 보낸다. 연수원은 98년 자신의 힘으로 마련한 보금자리 같은 땅에 직접 땀을 흘리며 일군 것이다. 여기에서 그는 요가 수련과 함께 무공해 유기농 농사를 지으며 자연섭생법을 연구하고 있다. 외부 강의와 일선 지도자를 재직교육하는 것도 빼놓을 수 없는 일이다.

"요가 수련의 목표는 스스로 몸과 마음의 건강법을 배우고 익혀 '건강독립군'이 되는데 있습니다. 아플 위해서는 수련자의 감을 한발로 빼는 '곶감대'처럼 삶의 문제들을 하나로 꿰뚫는 중심을 잡아야 합니다.

그에게서는 세속적 욕심에 흔들리지 않겠다는 요가 수행자로서의 굳건한 의지를 읽을 수 있었다. "홍익요가연구원'이란 이름이 말해주듯, 자신이 깨달은 좋은 건강법을 널리 알리려는 사명감도 갖췄다. 그는 특히 국내 요가계의 문제점을 낱낱하게 지적하면서 이렇게 외치는 것 같았다. "그래도 우리는 다르다" 그 판단은 독자의 몫이다.

www.yogahi.com (02)333-2350~1
hana@kyunghyang.com

경향신문에 실린 저자의 인터뷰 내용(2006.5.15)

때문입니다.

제 인생에서 밥을 굶은 시절이 크게 두 번 있었는데, 공부와 생계를 병행하는 상황에서 현실적인 여건 때문에 어쩔 수 없이 굶은 것이었고 다른 한 번은 수행을 하면서 제가 스스로 단식(斷食)을 한 것입니다. 그렇게 두 가지 전혀 다른 종류의 '굶음'을 경험하면서 깨달은 사실은 배가 조금 고프더라도 정신이 맑고 의식이 투명해지면 어떤 물질적인 고달픔도 정신력으로 이겨낼 수 있다는 자신감이었습니다.

어떤 일이든 시작과 끝을 가는 동안에는 수많은 난관이 개입하게 됩니다. 이 시대의 요가인들은 자신의 시작에서 그 시작이 어떤 끝을 향해 가는지 모르기 때문에 물질적으로 타락하고 정신마저 황폐해지는 것입니다. 결과적으로 자기가 이 일을 왜 하는지에 대한 사명감이나 명료한 의식과 가치관이 서 있지 않다면 쉽게 중도하차할 수밖에 없습니다. 따라서 진정 일을 하고자 하는 사람들은 내 속에 하늘의 씨앗, 우주의 씨앗이 있다는 일신강충의 믿음을 가지고 자기의 사명이 무엇인지 화두로 삼아야 합니다.

4. 요가 선생님들이 더욱 발전하려면 어떤 마음을 가져야 할까요?

우리나라 사람 중 딱 한 명이라도 외국에 가서 잘못을 하면 우리나라 사람 전체가 욕을 먹게 됩니다. 그게 동시대의 카르마이고 민족적 카르마입니다. 마찬가지로 요가를 잘못 가르쳐서 누가 다쳤다고 하면 그건 요가를 가르친 당사자만의 잘못이 아니라 원하든 원치 않든 요가를 가르치는 모든 사람들에게 부담으로 오게 됩니다.

언젠가 방송에서 우연히 어떤 요가 선생이 어린이 요가를 강의하는 모습을 보았습니다. 아이들에게 강하게 앞으로 숙이기 자세(Pascimottanasan)를 가르치는데, 재미있게 가르친다며 엄마와 아이가 등을 마주대고 앉아 엄마가 아이 등에 뒤로 눕는 자세를 만들어 아이에게 체중을 실어 누르더군요. 어린이 요가는 아이들에게 바른 자세를 가르쳐 골격을 바로 잡는 것이 원칙입니다. 그런데 그 선생은 자칫 위험할 수도 있는 방법으로 시청자들의 흥미만 유발시키더군요. 원칙도 원리도 전혀 없이 가르치는 것과 같은 요가의 고질적 병폐는 어제오늘만의 문제가 아닙니다. 이 같은 일이 그 한 사람과 시청률을 의식한 방송국만의 문제는 아닐 것입니다. 우리 사회의 의식 수준을 보여주는 것이겠지요.

그러므로 요가를 가르치는 사람은 어떤 원리를 통해 내 몸을 다스리는 방법을 터득하면 그것이 온전히 내 것이 된다는 사실을 잊지 말아야 합니다. 원리를 이해하는 것만이 남에게 의지하지 않고 내가 내 삶의 주체성을 회복하고 독립하는 길입니다. 시작이 시작다워야지, 시작이 분명하지 않으니까 계속 시작만 하게 되는 것입니다. 준비 없이 시작하니까 시행착오를 겪게 됩니다. 때문에 요가 선생님은 물론 요가를 가르치고자 하는 사람은 철저한 준비가 필요합니다.

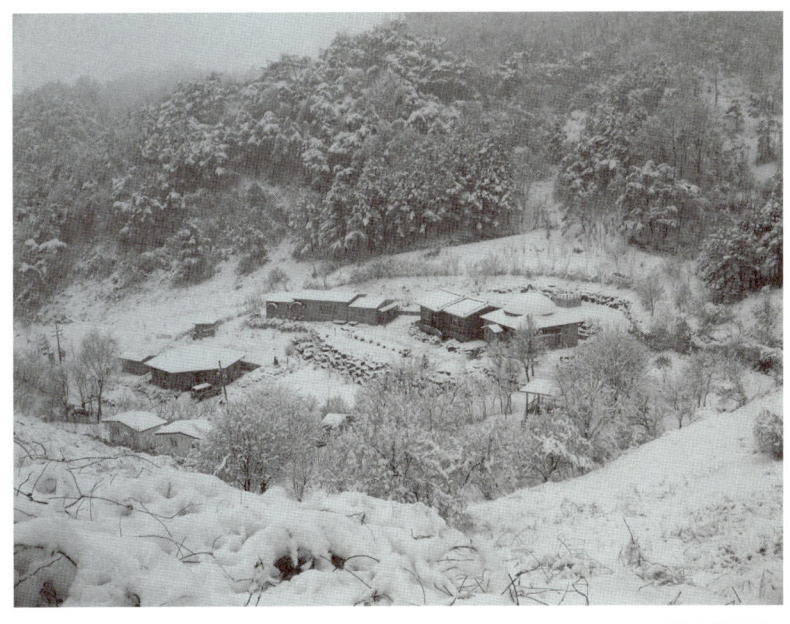

눈 내린 내안의 뜰

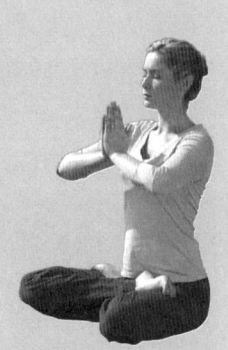

우리 민족의 일신강충, 성통광명, 재세이화, 홍익인간의 과정도 바로 이와 같습니다. 일신강충은 아트만을 깨닫는 것, 즉 일을 시작하기 전에 일정한 기간 동안 내공을 기르며 준비하는 때라고 할 수 있습니다. 성통광명, 재세이화는 그러한 아트만의 의식을 점점 더 넓혀나가 일에 정성을 다하고 자기 성취를 이루어내 그에 따른 정신적이고 물질적인 보상과 결과를 얻는 것입니다. 홍익인간은 아트만과 브라만이 합일되는 과정이면서 자신이 얻은 열매를 여러 사람들과 함께 나누는 것입니다.

4.
내가 서 있는
이 땅의 요가가
곧 세계적인 요가

4

내가 서 있는 이 땅의 요가가 곧 세계적인 요가

1. 요가하면 먼저 인도가 생각나는데 기후나 풍토, 인종이 다른 수련 체계를 온대 지방인 우리나라 사람들에게 그대로 적용하는 것은 무리가 아닐까요?

크게 보자면 전혀 문제가 되지 않습니다. 사람들은 황인종, 흑인종, 백인종 이런 식으로 구분하기를 좋아하지만 근본적으로는 똑같은 사람입니다. 사람의 생명력을 제대로 인식하고 체험한 사람이라면 인간은 기후나 풍토 따위에 그리 쉽게 굴복하지 않습니다.

지나치게 춥거나 더우면 수련에 어느 정도 방해가 될 수도 있겠지요. 그렇지만 서투른 목수가 연장만 나무라는 법입니다. 자기 자신을

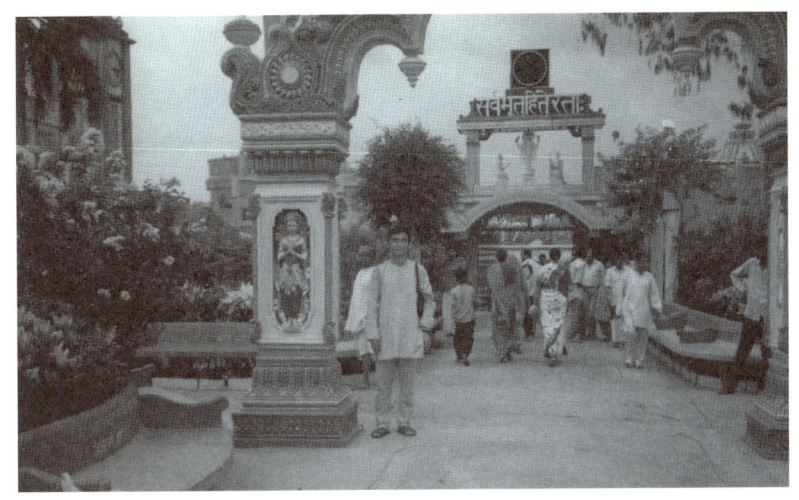

젊은 시절 인도 순례 중에

올바로 닦고 깨달음을 성취하고자 하는 수련의 목적과 결심이 확고하다면 진리에 접근하는데 그 어떤 것도 문제가 되지 않을 것입니다.

요가는 자연과 삶, 나와 우주와의 관계에서 구속과 대립을 벗어나 대자유를 쟁취하느냐 못하느냐의 문제입니다. 오직 자신을 비우는 철저한 자기와의 싸움입니다. 이건 사람이라면 시대와 문화, 기후와 풍토, 인종이나 민족과 국가를 초월한 공통의 관심사이자 해당 사항이기 때문입니다. 요즘엔 자기를 구하지도 못하는 사람이 남을 구하겠다고 간혹 세상을 시끄럽게 만들기도 합니다.

단, 구체적인 방법에서의 특수성은 민족, 국가뿐 아니라 개인적인 차이까지 감안해야 합니다. 요가는 이러한 보편성과 특수성을 동시에 충족시키므로 수천 년 동안 이어져 내려올 수 있었습니다.

2. 현대인의 정서와 체질에 맞게 『음양 요가』와 『오행 요가』라는 책을 쓰셨지요? 그 배경에 관해 말씀해 주세요.

저는 개인적으로 선(禪)불교가 오늘날 중국이나 일본보다 우리나라에서 더 발전한 이유는 그것이 우리 민족의 체질적 특성과 연관이 있지 않나 생각합니다.

같은 불교라 해도 남방 불교는 위파사나(vipasana)라고 해서 마음의 움직임을 그대로 관찰하고 관조하는 관법(灌法)과 느린 행선(行禪)의 수행을 위주로 하고 있습니다. 반면 우리나라 불교에서는 화두선(話頭禪) 또는 간화선(看話禪)의 전통이 강한데, 참선이라고들 많이 알고 계시지요. 참선의 화두를 가지고 치열하게 묻고 들어가는 방식은 적극적이다 못해 어떤 면에서는 전장에 나가는 투사처럼 깨달음을 향한 각오와 결의로 불타오릅니다.

요가가 인도에서 왔다고 해서 어떤 곳에선 인도 기후 비슷하게 만든다며 일부러 수련실을 찜질방같이 덥게 만들어서 땀을 빼며 요가를 한다는데 제가 봤을 때는 실로 어처구니없는 일로 우리의 체질적, 민족적 카르마를 무시하는 일입니다. 인도에 가면 남인도는 1년 내내 덥지만 히말라야가 있는 북인도는 그렇지 않습니다. 인도라는 땅덩어리가 얼마나 넓은데요. 우리가 인도 사람이 아닌데 왜 인도 기후에 맞춰야 하는지 의문입니다. 우리가 생활하고 있는 곳은 사계절이 있는 이 땅이고 내 몸의 구조는 이 땅의 날씨, 풍토,

환경에 맞춰야 편합니다. 땀도 우리 몸의 체액 상태를 감안해서 너무 많이 흘리면 오히려 기가 허해질 수 있습니다. 휘트니스 요가도 마찬가지입니다.

각자가 살고 있는 환경과 체질에 잘 맞는 방식이 엄연히 따로 있습니다. 물구나무서기 자세를 해 보면 실내에서 할 때와 실외에서 할 때에 분명한 차이가 있습니다. 실외에서는 주변 바람과 기운의 영향을 크게 받기 때문에 같은 동작이라도 실내에서처럼 오래 유지하기 힘들고 쉽게 흔들립니다. 아사나 동작 하나가 그럴진대 하물며 환경 변화에 따라 우리도 능동적으로 변화하고 필요하면 다른 방식

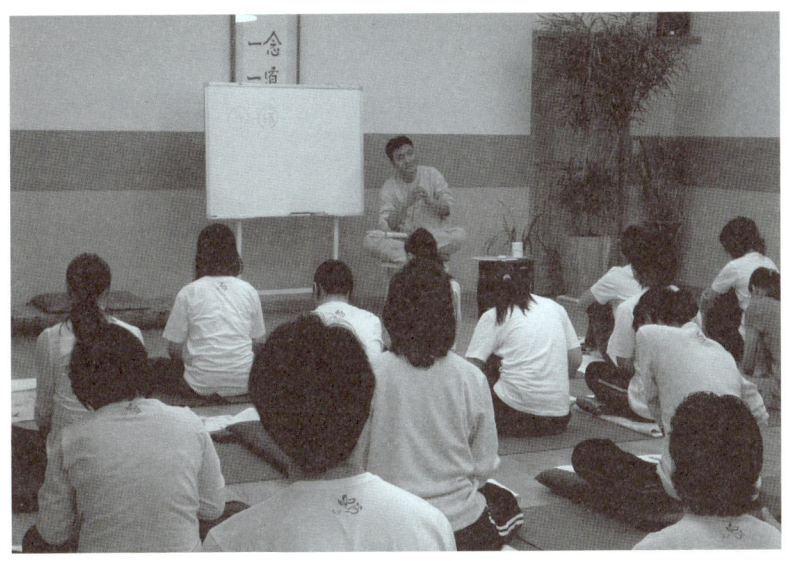

홍익요가연구원 부설 〈깨닫기건강학교〉에서 강의하는 저자

을 쓰는 건 당연한 이치입니다. 제가 『음양 요가』와 『오행 요가』라는 책을 펴내게 된 건 이와 같은 이유에서였습니다.

3. 선생님께서는 여러 수행법 중 왜 요가를 선택하셨습니까?

제가 요가의 수련 체계를 선택한 가장 큰 이유는 요가는 역사적으로 오랜 세월을 거치면서도 그 내용이 잘 기록되어 보전되었을 뿐만 아니라 그 어떤 사람의 작위도 거의 없다는 사실입니다. 요가의 수많은 경전 가운데 하나로 볼 수 있는 『우파니샤드(Upanisad)』를 예로 들면, 시보다도 더 짧은 운율로 표현되어 있어서 지혜롭게 깨닫지 않고서는 그 깊은 뜻을 헤아릴 수 없고 섣불리 고칠 수도 없습니다. 또 특정한 지은이가 없으면서도 지혜로운 이들에 의해 그들이 본 것을 대대로 전하고 또 전하는 형식으로 이어져 왔습니다.

우리는 여러 명의 집현전 학자들이 한글의 체계를 잡는 실질적인 일을 했음에도 불구하고 일반적으로 세종대왕께서 한글을 창제했다고 말합니다. 마찬가지로 우리 배달국의 한웅천제(韓雄天帝) 시대의 신지(神知) 역시 아마 한 사람이 아닌 그만큼 깨달은 신선(神仙)급 되는 도인들이 함께 모여서 정리했을 것이라 생각합니다.

이런 점이 요가와 너무나 비슷합니다. 진리를 안다는 것은 앎 그 자체가 중요하지 이름을 내거는 것이 별로 중요치 않음을 깨달은 사람들은 이미 터득했기 때문입니다. 그러나 우리는 불행히도 고구려 이후 조상들의 유산과 역사를 한족과 왜족에게 많이 빼앗기고 훼손당했습니다.

두 번째 이유로 요가의 정통 경전인 『요가 수트라』에서 수련 체계를 우리 고유의 수련 핵심인 지감(止感) 조식(調息) 금촉(禁觸)의 3대 개념을 너무도 유사하게 정리해 놓아 정말 놀랐습니다. 개인적으로

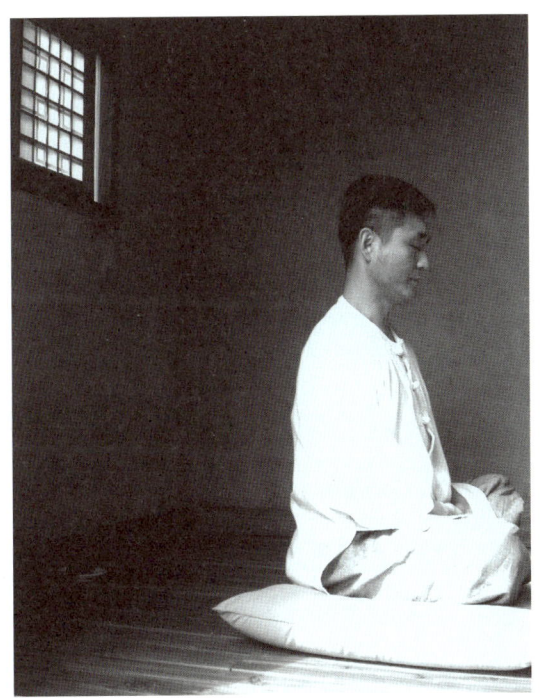

내안의 뜰 황토명상실에서, 저자

는 요가를 하지만 저는 요가가 오늘날 인도인 고유의 것이라고 생각한 적이 한 번도 없습니다. 왜냐하면 진리 그 자체는 시대, 인종, 종교, 환경, 국가를 초월하여 존재하기 때문입니다.

오늘날 우리는 글로벌 시대니 세계화니 말로는 떠들면서 같은 아시아 사람인 외국인 근로자나 외국인 며느리를 대하는 태도 등 정작 어떤 면에서는 폐쇄적인 면을 보입니다. 바라보는 시선들을 세상을 너무 근시안적으로 보지 말고 보다 넓고 깊은 아량으로 바라봐야 합니다. 그래서 대립을 뛰어넘고 자신의 뿌리를 튼튼히 세워 그야말로 세상을 포용해야 합니다. 그것이 건강한 삶을 살기 위해서나 수행자의 길을 걷거나 사회에 필요한 일꾼이 되기 위해서 공통으로 필요한 자세일 것입니다.

4. 우리 민족 사상에서도 요가와 비슷한 철학적 원리가 있다고 하셨는데….

요가의 철학적 원리는 우리 민족의 홍익인간 사상과 절묘하게 만납니다. 홍익인간 사상은 구체적으로 일신강충(一神降衷) 성통광명(性通光明) 재세이화(在世理化) 홍익인간(弘益人間)의 과정으로 이루어지며 이 개념은 요가의 아트만(Atman)의 의식이 어떻게 브라만(Brahman)으로 확장되는가를 더욱 상세하게 설명할 수 있습니다. 이는 우리 민족의

『천부경』과 『삼일신고』의 원리인 집일함삼 회삼귀일의 법칙입니다.

집일함삼 회삼귀일(執一含三 會三歸一)
: 본체 하나 속에는 작용하는 셋을 포함하고 작용하는 셋을 모으면 하나로 돌아간다.

여기서 하나는 일신강충을 의미하고 하나로 돌아간다는 것은 순환의 개념으로서 이해해야 합니다. 시작에서 끝을 제거하기 위해서는 다시 시작점으로 돌아와야 합니다. 시작과 끝의 마침표만 계속 만들어지는 것은 일이 잘되지 않는 사람들의 모습입니다. 그런 사람들은 매번 끝날 때마다 끝이 새로운 시작과 연결되지 않고 그냥 끝이 되고 맙니다. 하지만 일이 잘된다는 것은 처음과 과정과 끝이 원을 그리면서 가는 것입니다.

일신강충은 우리 안에 불변하는 진성, 하늘의 씨앗이 있다는 것이고 요가 철학의 관점에서 아트만의 개념과 유사합니다. 일신강충이 되어야 제대로 뜻을 펼칠 수가 있습니다. 구심력이 있어야 원심력이 작용하듯 안으로 모아지는 힘이 있어야 에너지는 밖을 향해 분출될 수 있습니다. 요가의 관점으로 다시 말하면 우리의 의식이 아트만에 대한 각성이 이루어져야 브라만으로 확장될 수 있다는 것이고, 우리 식으로 이해하면 자신에 대한 진성, 정체성을 발견해야 자신의 현실적이고 역사적인 사명을 갖게 된다는 것입니다. 그 사명을 찾을 수 있어야 성통공완하고 다시 일신강충으로 돌아올 수 있습니다.

자기가 하는 어떤 일에 사명감이 없다는 것은 내가 왜 이 일을 하는지에 대한 목적의식이 없다는 말입니다. 사명이 있다면 흔들림이 생기더라도 다시 자신의 초심으로 돌아갈 수 있습니다. 어떤 일이든 시작과 끝을 가는 동안에는 수많은 난관이 있습니다. 결과적으로 사명감이 있고 자기가 왜 이 일을 하는지에 대한 명료한 의식과 관이 서 있지 않다면 쉽게 중도하차할 수밖에 없습니다. 그래서 내 속에 하늘의 씨앗, 우주의 씨앗이 있다는 믿음을 가지고 자기의 사명이 무엇인지 화두로 삼아야 합니다.

성통광명(性通光明)은 스스로 세상과 우주의 밝은 이치를 깨닫는다는 뜻입니다. 인간 사회의 세속적 기술이 아닌 정성과 노력을 통해 자기를 잊고 어떤 공부와 일에 매진한다면 누구나 어떤 분야에서든 성공할 수 있다는 일반적인 상식으로 이해할 수 있습니다.

성통광명의 방법에는 여러 가지가 있을 수 있습니다. 훌륭한 종교 지도자라면 정신적인 면에서 자기가 깨달은 진리를 대중들과 나눠야 합니다. 만약 내가 도장을 만드는 사람이고 정말 그 일을 열심히 한다면 그 분야를 통해 성통광명을 할 수 있습니다. 왜 어떤 분야든 진짜 열심히 하면 도가 튼다고 말하지 않습니까?

재세이화(在世理化)는 현실의 이 땅에서 이상 사회를 실현하라는 것입니다. 또한 수행의 과정에서 현재(지금)에 죽음의 문제를 해결해야 한다는 뜻입니다. 모든 수행은 현재로 회귀해야 하며 명상은 생활이 되어야 합니다. 내일부터 잘하겠단 사람치고 실천하는 사람 못 봤습니다. 그런 것입니다. 수행을 한다는 것은 깨어있는 의식을 갖겠다는 것이고 현재 의식에서만 가능한 것입니다.

일신강충, 성통광명, 재세이화, 홍익인간을 이해하는 다양한 시각 속에서 종교적 관점에서 바라보는 사람들은 그 세 가지를 순차적인 관점에서 역사적으로 이해하기도 하지만, 저의 경험과 체험에 비추어볼 때 그 세 가지는 시간과 공간의 개념 없이 경험되는 것입니다. 즉 단계별로 시간을 나누어 쓰는 개념이 아니라 에너지가 맞물리면서 공간과 시간을 뛰어넘어 동시에 이루어지는 것입니다. 이와 같이 이해하고 해석하게 된 연유는 사실 요가의 실수련에서 많은 영감을 받기 때문입니다. 요가의 아사나, 호흡, 명상의 실수련은 세 가지가 동시에 이루어질 때 그 원리가 하나로 들어옵니다.

성통광명은 인생의 장기적인 관점에서 학업이나 수도를 위해 공부하는 개념으로 따지자면 시간이 많이 걸리기는 개념이지만, 행위 자체만 놓고 보면 모든 행위의 열매는 먼 미래에만 열리는 것이 아니라 자기 삶에 최선을 다하고 정성을 다하는 순간순간에도 얻게 된다는 뜻입니다. 우리 속담에 백짓장도 맞들면 낫다는 말이 있듯이 작은 행동이나 성의를 사소하게 보지 말라는 것을 잘 생각해 보시면 됩니다. 사람들은 작은 것들을 사소하게 보지만 사소한 행위들이 쌓여 자신의 습관을 바꾸고 결국 인생을 바꾸게 됩니다. 작은 행위가 쌓여 잘못된 습을 깨고 동시에 결실을 맺으면(다른 말로 재세이화가 이루어지면) 그 열매는 카르마가 없는 열매가 되는 것입니다. 그런 열매만이 홍익인간을 하는데 쓰일 수 있습니다.

5. 한국 전통 사상에서 찾아볼 수 있는 우파니샤드식 가르침의 예로 어떤 것이 있을까요?

우리는 씨앗과 같은 존재로 와서 에너지의 변화를 거친 후 어머니 뱃속에서부터 나와 1년 동안 몸의 비율이 제일 크게 자라고 대략 스무 살까지 성장하다가 결국 줄어들게 됩니다. 몸은 비록 줄어들더라도 정신은 점점 확장되어야 하는데 그렇지 못하면 철이 들지 않습니다. 몸은 커졌는데 그에 걸맞은 의식이 따르지 않는 것을 철이 안 들었다고 합니다.

어렸을 때부터 부모들이 정상적인 방법으로 아이들을 가르치면 철이 안 들 수가 없습니다. 애들을 신처럼 받들어 키우면 뭐 하겠습니까? 다른 부모들한테는 결국 제 자식도 남일 뿐입니다. 세상에서 살아남기 위해서는 예의질서가 필요하다는 걸 아이들에게 알려줘야 합니다. 옛날에는 아이들에게 어른 앞으로 지나가지 말고 뒤로 돌아가라고 가르쳤습니다. 누구나 다 아시겠지만 버릇없이 행동하지 말라는 뜻 외에도 더 깊은 뜻이 숨어 있습니다. 어른 앞으로 지나가는 것은 다름 아닌 부모보다 일찍 죽겠다는 것, 부모한테 불효하는 놈이 되겠다는 것입니다. 요즘 이렇게 우리들은 그 이유도 모르고 세상을 살아갑니다. 하다못해 어른 앞으로 앞질러 가지 말고 뒤로 돌아가라는 방법도 알려주지 않습니다.

우파니샤드라고 다른 게 아닙니다. 필자는 우리 식의 우파니샤드란 바로 이런 생활 속의 예의범절이고 밥상머리 교육이라고 생각합니다. 우리 어른들은 그런 식으로 생활 속에 인생철학을 심어주었습니다. 제 아버지께서 늘 하시던 말씀 중에 '너무 젖 먹던 힘을 쓰지 마라, 세상살이 너무 한스럽게 살지 마라' 등이 있습니다. 그때는 아버지 말씀을 그냥 '한스럽게 살면 안 된다, 애간장 태우지 마라, 너무 서두르지 마라'는 의미로 단순하게 받아들였습니다. 막상 아버지께서 이 세상을 떠나시고 제가 세상과 맞닥뜨리자 어느 순간 머릿속에서 그 의미가 딱 와 닿았습니다.

젖 먹던 힘을 어떻게 쓸 것인가? 이 공부를 하다 보니 오로지 명상 수련만이 젖 먹던 힘을 쓸 일이고 그 이외의 일에는 그런 힘을 쓰면 안 된다는 것을 알았습니다. 거기에 삶과 죽음의 철학이 있었습니다. 젖 먹던 힘은 바로 임종 때 가져가야 합니다. 내 시작점을 향해 다시 오던 길로 되돌아가야 하기 때문입니다. 임종 때는 생명력이 없습니다. 더군다나 이번 생애에 마무리되지 못한 한(다양한 종류의 미련과 구속 등)이 내 발목을 붙잡기 때문에 오던 길로 되돌아가기란 결코 쉽지가 않습니다. 한 때문에 생긴 그런 에너지 흐름을 도저히 거역하지 못해서 오던 길이 아닌 다른 길로 흘러들어 가서는 그 업 놀음에 따라 허무한 생애를 다시 되풀이할 수는 없는 일입니다. 그래서 우리는 수련을 하며 젖 먹던 힘을 비축하는 것입니다. 요가의 우파니샤드를 너무 인도식으로만 이해하지 말라는 뜻입니다.

6. 말씀 중에 정성을 자주 강조하시는데 정성의 의미는 무엇이고 그것이 요가 수련과 어떤 관계가 있습니까?

대부분의 요가인들이 범하는 오류 중의 하나가 요가 지도를 기술로 이해하는 것입니다. 하지만 기술과 기능적인 것을 가지고 아사나는 가르칠 수 있을지 몰라도 그 이상은 가르칠 수 없습니다.

그래서 그동안 제가 요가를 지도하면서 지도자들에게 수없이 강조해 온 것이 다름 아닌 정성입니다. 무심한 정성은 자기를 비우는 것입니다. 가르치는 사람은 없고 부지런히 가르치는 행위만 빛날 뿐입니다. 가르치는 행위가 없을 때 카르마를 덜 쌓게 되고 시비에 걸리지 않습니다. 그래서 생명력을 오래 유지할 수 있게 됩니다. 재능이나 기술은 그 기술이 다하면 생명력을 잃으며 기술이라는 것도 정성이 묻어날 때에만 빛을 발하게 됩니다.

  정성과 무심(無心)이 주체가 되지 않고 내 자신이 주체가 될 때는 어떤 문제가 생기면 즉시 감정과 시비에 걸리게 됩니다. 사람이 자꾸 보일 때 상대성에 걸리게 되는 것입니다. 사람의 상대성에 따라 일이 좌지우지되는 것, 그래서 일을 못하는 사람들의 공통점은 상황을 보지 않고 사람을 본다는 것입니다. 이와 같은 상대성을 벗어나기 위한 방법이 정성입니다.

  어떤 사람은 저에게 이렇게 질문을 합니다. 술집에서 술을 나르고 따르는 행위도 정성을 다해 열심히 하게 되면 성통광명할 수 있냐고요. 그렇게 묻는 사람이 있다면 그건 스스로 답을 알고 묻는 것입니다. 이 말을 이해하실 수 있나요? 저는 대신 이렇게 말해 줄 수는 있습니다. 세상에는 무수한 일들이 있습니다. 어떤 일이든 열심히 하는 건 좋습니다. 하지만 정말로 일신강충을 믿는 사람이 있다면 그 사람은 진정한 자부심이 있는 사람입니다. 그런 사람이 과연 이 땅에서 어떤 일을 하겠냐는 것은 스스로에게 물어보면 답이 나옵니다.

  인생에서 우리에게 주어진 시간은 많은 것 같으면서 적고, 적은 것 같으면서 많습니다. 이게 무슨 뜻일까요? 주어진 삶이 짧지도 길지도 않다는 것은 시간이라는 것은 상대적이라는 말입니다. 어쨌든 유한한 삶 속에서 그래도 기왕이면 같은 노력을 하더라도 의식을 열고 이치를 여는데 도움이 될 만한 일을 하고 가는 게 더 낫지 않겠느냐는 말씀입니다.

객관적으로 사람은 20~30대에 깨달을 확률이 높습니다. 사람은 나이가 들수록 노련해지는 부분이 있는 반면 쓸데없는 잡다한 체험 때문에 깨닫기가 더 힘들어지기 마련입니다. 그래서 나이가 들면 순수함을 유지하기가 힘듭니다. 생각해 보십시오. 쉰 살이 되도록 봄의 의미를 이해하지 못한 사람은 50번이나 봄의 의미를 이해하는 데 실패했다는 것입니다. 여기서 봄의 의미는 봄이 오면 꽃이 핀다는 그런 수준을 얘기하는 것이 아니라 계절이 오고 가는 의미, 자연의 이치를 얘기하는 것입니다. 50번의 봄을 실패하는 것과 30번의 봄을 실패하는 것 중에 어떤 게 더 부끄러운지는 제가 물어보지 않아도 여러분 스스로 아실 것입니다.

모든 경험은 사람에 대해 선입견을 만듭니다. 세상사 경험으로 따지기 시작하면 나보다 고수가 지천에 깔려 있습니다. 그래서 경험에 의존하지 말고 그날그날 새로운 사람이라고 생각하고 정성을 다해야 합니다. 그 사람 자체의 본래목을 보아야지 선입견에 눈이 흐려지면 안 됩니다. 그리고 정성을 다한 뒤에는 잊어버려야 합니다. 내가 정성을 다했다는 것을 회원이 기억해야지 내가 기억해봐야 소용없습니다. '내가 도와주었는데…'라고 생각하는 습관적인 생각을 끊어야 합니다. 그렇지 않으면 절대로 남에게 베풀지 못합니다. 또한 베풀어서도 안 됩니다.

7. 어떻게 이 땅의 정서와 체질에 맞는 요가가 가능할까요?

우선 결론부터 얘기하자면 이 땅의 보편적이고 상식적인 요가만이 비로소 세계적이며 우주적인 요가가 된다는 것입니다. 이 의미를 깊이 이해하셔야 합니다. 언젠가 일부 요가 선생님들이 인도 옷입고 히말라야 성자라도 되는 양 머리를 기르고 나타났기에 왜 머리를 기르셨냐고 물어보니 그래야 권위가 있어 보인다고 하더군요.

의식을 강화하는 수행에 있어 껍데기는 중요하지 않습니다. 어떤 정신과 철학을 가지고 있느냐가 중요합니다. 뿌리의 힘을 인식하지 못하면 아무리 많은 지식을 가지고 있다 해도 결코 현실에서 주어진 자신의 사명을 이해하지 못합니다. 그런 사람에게는 지혜가 생기지 않습니다. 지혜가 없는 지식은 죽은 지식입니다. 지혜는 내 자신이 누구인가라는 뿌리에 대한 인식과 자기성찰이 있어야 얻어집니다.

예전에 저와 산스크리트어를 같이 공부했던 분 중에 인도 히말라야 전통의 계를 받은 요가 수행자 한 분이 계십니다. 그분은 독실한 가톨릭 신자로서 천주교 관련 단체 등에서 신도들에게 요가를 지도하며 자신의 인도인 스승의 가르침대로 히말라야 전통 요가를 전수하고 있었습니다. 그때 공부한 연으로 이후에도 연락을 주고받으며 지냈는데 그분은 그동안 저와 저의 제자들에게 자신의 스승으로부터 만트라 계를 받을 것을 여러 번 권유하셨습니다.

그분은 국내 요가계에서 정통 인도 요가의 맥을 잇는 분으로 이름이 나 있어 많은 요가인들이 그분을 찾아갔습니다. 그 중에는 자신의 이력에 한 줄 더 써 넣기 위해 간 사람도 꽤 있다는 얘기를 들었습니다. 그래도 그분은 저 같은 사람이야말로 히말라야 정통 법통을 전수받으면 좋겠다고 항상 권유하셨습니다. 저는 그럴 때마다 완곡하게 또는 웃으면서 사양했습니다.

왜냐하면 제 철학은 그게 아니었기 때문입니다. 개인적으로 그분을 존경하기에 그분의 훌륭한 스승으로부터 만트라를 받는 것이 나름의 영광일 수도 있다고 생각했습니다. 그러나 제가 하는 요가는 인도식, 미국식도 아닌 민족과 국가를 초월해서 각자가 서 있는 이 땅의 요가입니다. 그래서 이름도 홍익요가라고 지었고 그렇게 간판을 내걸었던 이유는 요가를 단순한 직업이나 개인적 수행 수단이 아닌 제 사명으로서 바라보았기 때문입니다. 제 사명은 이렇습니다. 마침 요가가 우리 민족정신과 상당히 유사한 점이 있으니 이왕이면 요가를 우리 민족에 맞게 전달해야 한다고 생각한 것입니다. 그리고 요가를 반드시 우리의 정신과 언어로 전달해야 요가의 온전한 힘이 제대로 발휘될 수 있으리라 믿었습니다. 바로 내 자신을 구성하고 있는 뿌리의 기운처럼 말입니다. 그것이 저의 카르마입니다.

기운은 문자나 글보다 말과 소리에 영향을 더 받습니다. 우리가 요가 수행의 방편으로 만트라 요가를 하는 이유도 소리에 우리 자신의 에너지가 담겨 있기 때문입니다. 때문에 욕도 우리말로 들어야 화나는 기운이 더 뻗치고 기도도 우리말로 해야 기도발이 듣는 것입니다. 영어로 기도한다고 생각해 보십시오. 기도에 집중이 되지 않을 것입니다. 사람은 말을 통해 서로 에너지를 교류하기 때문에 같은 언어를 쓰는 것만으로도 굉장히 중요한 일체감을 공유합니다. 한 나라의 언어에는 그 나라의 문화, 역사, 시간의 영속성, 공간적 힘이 담겨져 있기 때문입니다. 그리고 언어, 문화, 역사는 구성원의 체질과 기질 형성에 중요한 영향을 미칩니다. 누구나 내가 쓰는 언어에서 벗어날 수 없고 자신이 한국인이라면 한국인이라는 민족적 카르마에서 벗어날 수 없습니다. 우리가 영어를 아무리 잘한다고 해도 영어권 문화에서 태어난 사람보다 잘할 수는 없는 법입니다. 그래서 우리나라 사람이 영문학을 전공하더라도 번역이나 비평을 할 수 있을 뿐이지 소설이나 시를 쓰는 창작 활동은 잘하기가 정말 힘듭니다. 그 나라 문화를 뼛속 깊이 이해하지 못하면 언어에도 한계가 생기기 마련이니까요.

깨달음이나 지혜를 얻는 것도 뿌리의 힘으로 이해하지 못하면 힘이 나오지 않습니다. 우리의 역사, 문화, 언어라는 뿌리의 기운이 받쳐줘야 이해라는 줄기와 지혜라는 꽃, 깨달음이라는 열매를 맺을 수 있다는 말입니다. 뿌리가 무엇인지 알아야 자기 자신을 이해하고 수행으로 만들어진 좋은 기운을 온전하게 쓸 수 있습니다.

이런 측면에서 우리는 카르마-요가를 해야 합니다. 나의 체질,

기질, 성향이 어디에서 온 것인지 이해하고 그 인식을 기반으로 사회, 민족, 국가에 대한 관을 다시 마련해야 합니다. 대부분의 사람들이 몸과 마음이 뒤틀리고 힘들어하는 이유는 자기 자신이 가진 고유의 힘을 제대로 쓰지 못하기 때문입니다. 그 힘은 자기의 정체성으로부터 나옵니다. 물론 제 말을 잘못 이해해서 장사 목적으로 한국 요가 운운하는 사람들이 생긴다면 그것은 국수주의일 뿐입니다. 내 자신과 내가 속한 사회 그리고 우리의 역사와 뿌리를 바로 보게 되면 우리 자신이 우주에서 따로 독립된 개체가 아니라 동시대를 사는 타인들과 서로의 카르마와 영향을 주고받는다는 사실을 받아

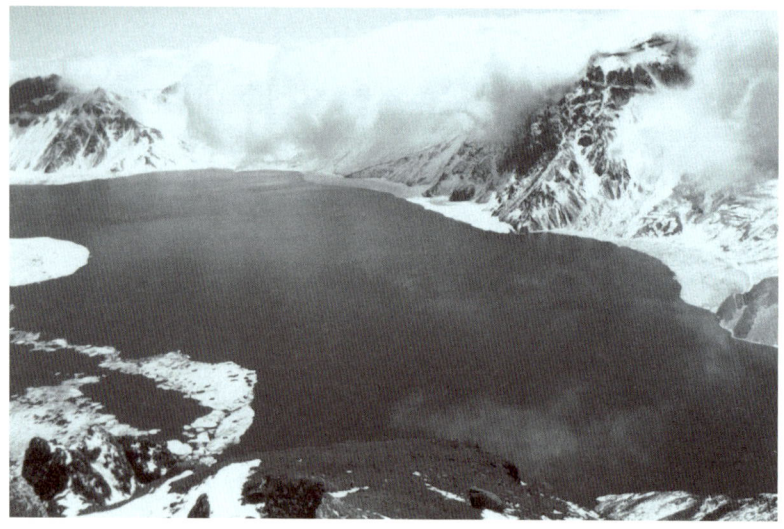

백두산 천지 순례

들이게 됩니다. 그럴 때에 이타적 삶을 살 수 있는 에너지, 자신의 물리적 한계를 뛰어넘는 에너지가 나오고 역사 속에서 한 인간으로 자신에게 주어진 사명을 완수할 수 있습니다.

8. 생활 속에서 체질을 극복하고 요가의 힘을 내 것으로 만들기 위해서는 카르마-요가(karma-yaga)를 해야 한다고 말씀하셨습니다. 카르마-요가는 구체적으로 무엇입니까?

저는 넓은 의미에서 카르마-요가를 하는 것이 중요하다고 봅니다. 누구나 살다 보면 자신의 삶에서 특수하게 반복되는 문제가 있음을 발견하게 됩니다. 이는 자신의 행위에 어떤 구조가 있다는 것입니다. 그와 같은 행위의 구조를 요가에서는 카르마라고 하고, 반복되는 특정한 구조를 영원히 벗어나기 위한 수행의 방편을 카르마-요가라고 부릅니다. 카르마-요가는 누구나 노력해서 도덕적 인과의 연쇄고리를 초월할 수 있다는 가정에서 출발하기 때문에 자아초월적인 성향의 요가라고 말씀드렸습니다. 그렇다면 반복되는 문제의 고리를 끊기 위해 우리는 무엇을 어떻게 해야 할까요? 먼저 이번 생에 자신의 카르마가 무엇인지를 알아야 합니다. 『음양 요가』를 보시면 아시겠지만 카르마에는 다음의 세 종류가 있습니다.

❶ 산치타-카르마(Sancita-Karma)

: 결실을 기다리는 카르마

❷ 프라라브다-카르마(Prarabdha-Karma)

: 이번 생에 결실을 맺는 카르마

❸ 바르타마나(또는 아가미)-카르마(Vartamana/Agami-Karma)

: 이번 생에 얻어진 카르마가 미래에 결실을 보게 될 카르마

이 세 가지 중에서 이번 삶에 결실을 맺는 카르마를 주목할 필요가 있습니다. 대표적인 예가 체질입니다. 불교의 업과 윤회 사상에서 과거의 업이 현재를 좌우한다는 관점으로 보면 숙명론으로 보이지만 현재 나의 행위가 미래를 결정한다는 관점에서 보면 그만큼 자유 의지와 노력이 중요하다는 것을 얘기하고 있습니다. 마찬가지로 카르마-요가에서도 카르마를 해소할 수 있는 시간을 바로 찰나의 이 순간으로 봅니다. 현재와 과거와 미래가 만나는 시점이 지금의 이 찰나이므로 현재의 순간만이 삼세의 카르마를 해결할 수 있는 유일한 기회입니다.

현재가 과거의 카르마를 해결하고 미래에 올 수 있는 혼돈을 제거하게 하기 위해서는 관념이나 생각으로 되는 것이 아니라 현실적이고 구체적으로 몸을 움직여서 가능합니다. 그럴 때만이 체질을 비롯한 내 자신의 업을 소멸시킬 수 있습니다.

체질은 사람마다 가지고 있는 에너지원의 성향입니다. 사람들과의 교류 속에서 잘 살펴보면 10시간을 같이 일해도 피곤하지 않은 사람이 있고 단 10분을 얘기해도 너무 피곤하게 느껴지는 사람이 있습니다. 살면서 무차별적으로 만나는 사람들 속에는 분명 나를 진땀나게 하고 힘 빠지게 하는 사람들이 있는 반면 같이 있음으로 해서 기분이 좋아지고 마음이 편안해지는 사람도 있습니다. 즉 체질적으로 잘 맞는 사람이 있고 자기 몸에서 거부하는 체질의 사람도 있기 마련입니다. 그렇게 차이가 나는 것은 체질에서 오는 성향의 차이 때문인데 이는 내가 극복해야 할 체질적 카르마가 있다는 것을 의미합니다. 체질이 다른 사람과 여행을 가게 된다면 싸움과 다툼은 있겠지만 그 속에 분명 배우는 것이 있습니다. 싸움과 다툼이 없으면 오히려 인간은 허약해집니다. 자기 발전이 없으니까요.

우주에는 어떤 속성이 더 두드러지느냐에 따라 사물마다 그 모습과 특성이 각양각색으로 펼쳐집니다. 그렇지만 어느 것이 더 중요하고 덜 중요하다는 우위의 개념을 적용할 수 없습니다. 한 예로 조직 생활을 하다 보면 가끔씩은 팀워크에 트러블이 생기고 서로의 견해 차이로 불편한 관계를 유지할 때도 있습니다. 하지만 서로가 가지고 있는 카르마의 차이, 체질의 차이, 그로 인한 성향의 차이를 우리가 이해한다면 그 불편함과 긴장이란 것이 반드시 제거해야 하는 나쁜 속성만은 아님을 알게 됩니다.

지나치게 깨끗한 물에 물고기가 못 사는 이치와 같이 아무런 다툼이나 시비가 전혀 없는 조직이 오히려 더 생명력이 없는 위험한 상황이라는 것을 이해하게 됩니다. 왜냐하면 우리가 살고 있는 우주는 작용과 반작용, 구심력과 원심력 등 서로 반대되는 에너지들이 팽팽하게 맞선 상태에서 균형과 불균형의 상태를 끊임없이 오가며 유지되고 있기 때문입니다. 아무런 장애도 없이 발전하는 에너지의 법칙은 우주에 존재하지 않습니다.

따라서 카르마-요가의 관점에서 보면 사람들과의 갈등은 체질적 특성으로 인해 생겨나는 것이므로 누가 마음에 들고 안 들고 좋고 나쁘다는 식의 판단을 할 정도는 아니라는 것입니다. 나의 체질은 좋게 발휘되는 부분도 있지만 장애가 되는 부분을 안고 있습니다. 따라서 좋은 부분은 그 특성을 잘 살리면 되고 장애가 되는 부분은 기운을 바꿔서 극복해야 합니다.

9. 카르마-요가를 통해 체질을 극복하려면 어떻게 해야 하나요?

체질을 바꾸기 위해서는 체질을 형성하는 것이 무엇인지를 알아야 합니다. 체질을 형성하는 것은 기운입니다. 기운을 형성하는 요소들에는 내 의지로 바꾸기 힘든 것들이 있고 내 의지로 바꾸기 쉬운 것들이 있습니다.

❶ 내 의지가 적게 작용하는 것

:물, 공기 등 자연 환경 등

❷ 내 의지가 많이 작용할 수 있는 것

:섭생, 수련, 잠, 주변 환경(주거 공간, 인간관계 등), 마음 편함 등

물, 공기와 같은 환경은 생명력을 바꿀 수 있는 근본적 기운으로 우리 생명을 지탱하는 중요한 기반입니다. 하지만 요즘 물도 맘 놓고 먹을 수 없을 만큼 물, 공기, 땅이 오염되어 있으니 사람들의 기운이 온전하게 나올 수가 없습니다. 사람들의 인심이 갈수록 각박해지고 메말라 가는 것은 우리에게 근본적인 기운을 만들어 주는 환경이 망가진 이유도 있습니다. 참으로 우리의 미래를 불안하게 만드는 걱정스러운 일이 아닐 수 없습니다. 도시에 살면서 당장 죽을 병이 걸린 것도 아닌데 좋은 자연 환경을 찾아서 다니던 직장을 그만두고 삶의 터전을 구해 물과 공기 좋은 산으로 들어가는 일을 벌이기는 힘들 것입니다.

하지만 지금 당장 할 수 있는 일이 있습니다. 지구의 물과 공기를 깨끗하게 만들기 위해서 오늘부터 바로 고기를 덜 먹는 것입니다. 조금 의아해하시겠지만 엄연한 사실입니다. 물의 분자 구조는 여러

분이 잘 알다시피 H_2O로 수소 원자 2개와 산소 원자 1개의 결합체입니다. 우리가 매일 마시고 씻고 하는 액체인 물을 쪼개고 쪼개면 그 끝은 액체가 아니라 기체, 즉 공기, 허공이란 말입니다. 그러므로 물을 깨끗하게 보존하려면 공기가 깨끗해야 합니다.

위성에서 내려다 보면 지구의 허파라 불리는 아마존에서는 지금 이 순간에도 끊임없이 붉은 불길이 타오르고 있다고 하는데, 그것은 아마존의 밀림을 불태우고 거기에다 소를 키우기 때문이라고 합니다. 오직 사람이 먹기 위한 소를 더 많이 키우기 위해 지구의 숲을 불태우고 그 불길로 인해 이산화탄소가 대량 발생하니 지구 대기의 온실화를 가속시키는 것입니다. 여기에 더해서 UN의 추산에 따르면 전 세계적으로 13억 마리의 소가 뀌는 방귀나 트림에서 나오는 연간 약 1억 톤의 메탄가스가 가장 유력한 지구 온난화 요인으로 지목되었습니다. 메탄가스는 지구 온난화 가스의 18%를 차지하는데 이 수치는 자동차나 비행기의 배기가스보다 더 큰 비중을 차지하고 있다는 것입니다. 그래서 환경을 생각하는 사람들은 대규모 목축기업들에게 소 방귀세를 물리자고 주장하고 있습니다.

그럼 왜 소를 비롯한 가축의 방귀나 트림이 문제가 될까요? 그 이유는 대다수의 세계적인 목축 기업에서는 소를 빨리 살찌우고 살과 기름기가 적당히 잘 섞이는 마블링을 위해 옥수수를 사료로 먹이기 때문입니다. 아시다시피 초식 동물 중에서도 되새김질을 하는 대표적인 동물이 소나 염소 등인데 이들이 옥수수를 먹으면 소화가 잘되지 않아 방귀나 트림을 많이 할 수밖에 없다고 합니다. 심지어 초식 동물인 소에게 가축의 부산물이 함유된 동물 사료까지 먹이니 광우병, O157 같은 신종 질병이 생기는 것입니다. 이렇게 육식은 단순히 개인의 식사 취향의 문제에만 머무는 것이 아니라 이제는 지구를 이중삼중으로 오염시켜 지구와 인류의 생존에까지 문제를 일으키는 원인이 되고 있습니다.

이런 사실은 지구를 살리기 위해 우리가 할 수 있는 실천으로서

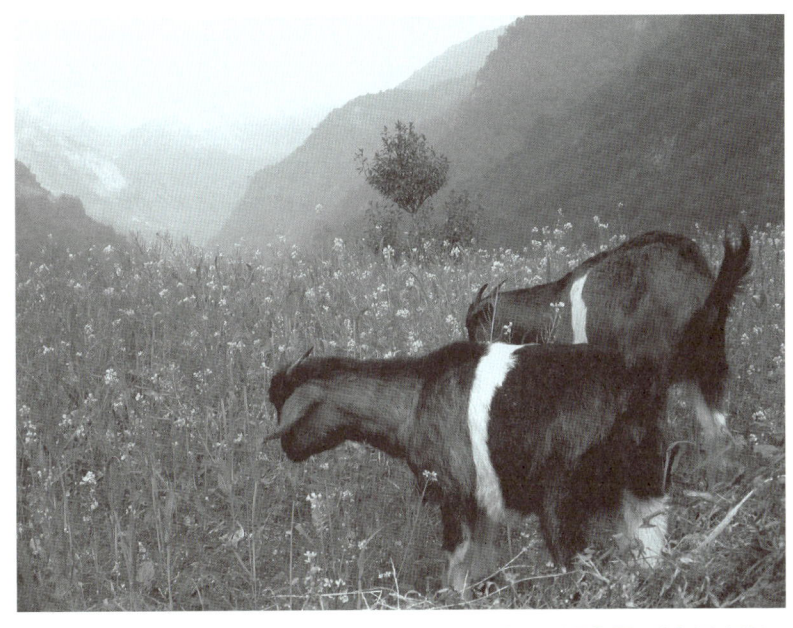

한가로이 풀을 뜯는 히말라야의 염소

혼자 타고 출퇴근하는 자가용 대신 대중교통이나 자전거를 이용하는 것보다 한 끼라도 고기를 덜 먹는 것이 더 쉬우면서도 더 큰 효과를 얻는다는 아이러니한 진실을 알려줍니다. 사실 생활의 편리함을 위한 온갖 가전제품과 자동차, 엘리베이터, 컴퓨터 등을 전혀 사용하지 않는 삶은 대부분의 도시인들에게는 상상하기도 힘든 일일 것입니다.

그러니 일상생활에서 전기를 절약하고 쓰레기 배출을 줄이는 작은 일들을 실천하면서 육류 섭취를 줄이는 것은 건강과 수행을 위한 개인적인 섭생의 차원에서뿐 아니라 환경면에서도 정말 유익한 결과를 가져올 수 있습니다. 내가 매일 먹는 것 하나 바꾸는 것으로 나를 살리고 인류와 지구를 살릴 수 있다면 이렇게 좋은 일이 또 어디 있겠습니까?

하지만 이런 지구적인 차원의 문제는 상대적으로 내 의지가 적게 작용할 수밖에 없습니다. 당장 내 의지로 얼마든지 기운을 바꿀 수 있는 방법도 있습니다. 가장 좋은 방법은 첫 번째가 섭생이고 두 번째가 수련이며 세 번째가 주변 환경을 바꾸는 것입니다.

먼저, 섭생이 중요하다 본 것은 바로 먹는 것으로부터 우리 몸의 원천적인 힘이 나오기 때문입니다. 옛날의 수행자들이 곡식을 먹으라고 한 것은 곡식에는 원천적 생명력인 근기를 움직일 수 있는 힘이 있다고 보았기 때문입니다. 섭생에 문제가 생겨 몸의 음양이 깨지면 기운을 쓸 수가 없습니다. 요즘 TV에서 웰빙 식단이라고 소개되는 것들을 보면 주식인 곡식, 즉 밥은 빠지고 대부분이 고기와 온갖 종류의 반찬 위주입니다. 반찬은 말 그대로 반찬입니다. 제대로 된 섭생을 하기 위해서는 자신의 체질적 특성에 맞게 잡곡으로 이루어진 자연식을 실천해야 합니다.

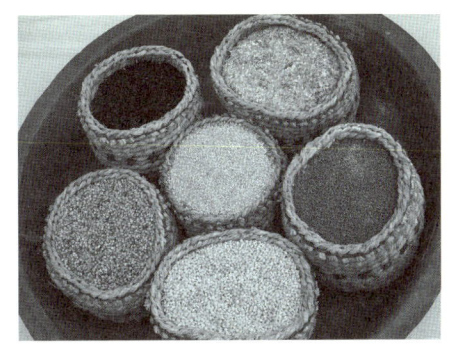

원천적 생명력을 주는 곡식

　기운을 보존하기 위해 두 번째로 중요하다고 보는 것은 우리가 매일 하는 요가와 같은 수련입니다. 수련은 스스로의 힘으로 몸속의 나쁜 기운을 빼내고 좋은 기운을 유지하고 만들어 내는 것입니다. 또 잠도 중요한데 그 이유는 우리는 인생의 1/3을 잠자는데 쓰기 때문인데, 저는 잠을 수련의 연장으로 봅니다. 특히 숙면은 재충전을 위한 수련의 연장선에 있다고 할 수 있습니다. 많은 사람들이 어떻게 쉬어야 잘 쉬는 것인지 그 방법을 잘 모릅니다. 특히 밤에 쓸데없이 무드 잡는다고 간접 조명을 켠 채로 주무시는 분들이 있다면 앞으로는 칠흑같이 어두운 상태로 잠들 것을 권합니다. 밝은 곳에서 자는 것은 숙면을 취하는데 분명 방해가 됩니다. 자연적인 휴식은 숙면이고 적극적인 휴식은 수련입니다.

요즘은 워낙 조명이 발달해서 어디를 가나 밤에도 어두운 곳이 별로 없지만 제가 어릴 적만 해도 밤은 칠흑같이 어두웠습니다. 그와 같은 어두움은 인간의 삶에 깊은 의미를 줍니다. 죽음도 그와 같을 것입니다. 죽음의 상황에서 인간이 제일 먼저 경험하는 것은 그와 같은 어둠일 것입니다. 따라서 몸이 온전하게 밝음과 어둠을 분명하게 인식하도록 해야 죽음을 준비할 수 있습니다. 이는 죽은 후 나의 의식이 어디로 향하게 되는지 분명 영향을 미칠 것입니다. 명상을 하다 보면 여러 단계 중에서 의식이 깜깜한 터널과 같은 곳을 지나는 현상과 만나게 됩니다. 따라서 명상을 하려는 사람들은 더더욱 어두움을 체험하는 것이 중요합니다.

주위에서 보면 여행갈 때 온갖 맛집을 섭렵해서 비싼 음식을 골라 먹으며 유흥에는 실컷 돈을 쓰면서 정작 잠자리는 허술한 곳에서 아무 생각 없이 자는 경우를 많이 봅니다. 저는 예전이나 지금이나 여행을 가거나 출장을 갈 때 가장 중요한 1순위를 잠자리에 둡니다. 어린 시절부터 제 아버지께서 주신 가르침이라 습관이 된 것도 있지만 나중에 어른이 된 후 제가 수행하며 공부하다 보니 거기에 깊은 뜻이 있다는 것을 헤아렸습니다. 먹고 배설하는 것이 생명 활동의 1차원적인 것이라면 잠은 의식을 잠시 놓는 것이기 때문에 생명 활동으로서의 의미뿐만 아니라 정신적으로도 중요한 일이기 때문입니다.

세 번째로 주변의 생활 환경이 중요합니다. 자연에 관해서는 앞에서 이미 말씀드렸고 개인의 노력과 함께 기업과 국가 등 전 지구적인 노력이 따라야만 하므로 개인이 어떻게 할 수 없는 부분이 있습니다. 물과 공기 좋은 곳에 산다면 다행이지만 그렇지 못하다면 자기 집안의 청결 상태나 분위기라도 좋게 만들어서 마음을 편안하게 유지하는 것이 필요합니다. 이와 유사한 환경의 문제이면서도 물과 공기 못지않게 중요한 것이 사람과 사람의 관계와 거기에서 오는 피로 또한 기운에 큰 영향을 줍니다. 사람과의 접촉에서 기운의 축이 이동하고 기운의 업에 따라 내가 좌우되기 때문입니다. 그렇기 때문에 함께 일하고 생활하는 사람들과의 관계는 매우 중요합니다. 서로가 부족한 점이 있다면 서로를 채워 줄 생각을 해야지 누가 누구를 평가하는 식이어서는 안 됩니다. 내가 남을 평가할 수준이 되는지 한번쯤 자기 자신을 잘 들여다보시기 바랍니다.

10. 요가를 통해 전달하고 싶은 궁극적인 뜻은 무엇입니까?

진정한 요가의 목적은 대자유를 얻는 데 있습니다. 여러분들은 요가를 완성해서 자유를 누리고 있습니까? 야마(yama)[16] 한 구절이라도 완전히 체득해서 야마 한 가지로부터 자유로워졌나요? 도대체 요가에서 말하는 자유는 무엇이라고 생각합니까?

파탄잘리 『요가 수트라』의 야마에 거짓말하지 말라(satya)는 항목이 있습니다. 저는 그 구절을 언행일치(言行一致)로 이해하고 싶고, 안과 밖이 같은 진실함이라고 믿고 있습니다. 여러분 스스로가 꿈이 있다면 그리고 그 꿈을 달성하기 위해 확실한 목표와 철학을 가지고 노력한다면 그 길을 갈 수 있습니다. 무엇을 하고자 하는 열망이 가득 차면 주변에 자신을 둘러싼 복잡한 문제들이 정리되고 상황에 대한 식별력이 생깁니다. 문제의식을 가지면 카르마 법칙에 의해 장애가 떨어져 나감을 경험하게 됩니다.

---

16) '삼감, 금지, 억제'라는 뜻으로 도덕적으로 지켜야 할 사회적인 윤리 규범. 파탄잘리의 『요가 수트라』에 따르면 8개의 요가 수련의 단계에서 첫 번째로서 남을 해치지 말 것(ahimsa), 거짓말 하지 말 것(satya), 도둑질 하지 말 것(asteya), 성(性) 에너지를 함부로 쓰지 말 것(brahmacarya), 욕심내지 말 것(aparigraha)의 다섯 가지이다.

홍익요가연구원의 책

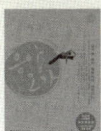

음양 요가
이승용 지음

'요가는 삶의 철학이자 과학이다'라는 정신으로 수천 년 역사의 하타-요가(Hatha-yoga)를 한국정신으로 재해석하여 쉽게 소개한 책. 요가를 이해하기 위한 필독 교과서

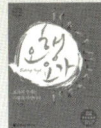

오행 요가
이승용 지음

음양오행의 원리를 개인의 체질과 증상 및 상황에 따른 수련 프로그램을 다양하고 구체적으로 소개

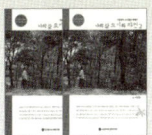

나의 삶 요가와 자연1,2
이승용 지음

저자의 인생과 수행 여정을 통해 생활 속의 수행을 엿볼 수 있는 에세이. 요가의 정신과 철학 및 명상과 자연 건강의 원리를 초보자도 쉽게 이해할 수 있게 안내

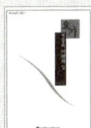

요가, 건강과 지혜의 길
이승용 지음

명상, 기(氣), 자연 건강의 원리 등에 관한 주옥같은 강의록 모음집

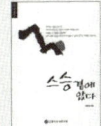

스승곁에 앉다
장영세 지음

서양 의학을 전공한 저자가 요가에 입문하면서 배우고 겪은 수행 체험의 기록

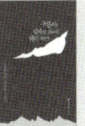

구름아 임자도 화나면 벼락 치는가
원의범 지음

불교와 인도 철학의 대가인 원의범 교수님의 구십 평생을 정리하는 컴퓨터로 그린 그림이 있는 명상시집

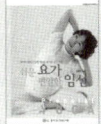

쉬운 요가 편안한 임신
이희주 지음

자연분만을 위한 임신부의 필수 교재. 요가의 운동법, 호흡법, 명상법을 전통 태교의 정신을 바탕으로 소개한 국내 임산부 요가의 서막을 연 책

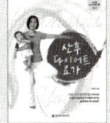

산후 다이어트 요가
이희주 지음

여성의 평생 건강을 좌우하는 산후 몸조리와 빠른 회복을 위한 건강의 원리와 요가 수련법을 소개

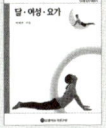

달·여성·요가
이희주 지음

월경을 중심으로 여성의 몸을 이해하여 건강과 아름다움을 동시에 잡을 수 있게 도와주는 여성을 위한 요가 전문서

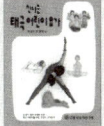

신나는 태극 어린이 요가
박공주, 장영세 지음

어린이의 건강, 균형 있는 성장 발달, 정서 안정과 집중력 계발을 위한 책

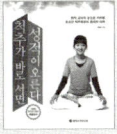

척추가 바로 서면 성적이 오른다
이연주 지음

날로 늘어가는 청소년 척추측만의 예방은 물론 고른 성장 발달과 집중력 향상으로 성적 향상에도 도움이 되는 내용을 집중 소개

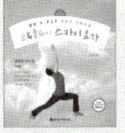

고&플라이 스카이 요가
신기영 지음

여행자들이 가방 속에 꼭 챙겨야 할 책. 하늘에서 하는 기내 요가, 승무원과 여행자를 위한 요가, 시차적응을 위한 요가, 여행지에서의 요가 등 구체적인 상황별 요가 제시

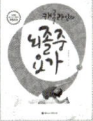

캐롤라인의 뇌졸중 요가
캐롤라인 곽 지음

어린이에게서조차 발병하고 있는 뇌졸중의 예방, 재활, 뇌졸중 환자의 가족을 위한 프로그램을 체계적으로 소개

국제명상센터 내안의 뜰

국제명상센터〈내안의 뜰〉은 홍익요가연구원, (사)홍익요가협회가 공동으로 설립하여 내국인과 외국인들에게 한국 정신을 바탕으로 한 명상과 정통 요가, 바른 먹거리를 비롯한 자연 건강 문화를 소개하는 국내 최초의 자연 속 명상 쉼터입니다.

내안의 뜰은 황토명상실, 심신수련실, 중원자연건강도서관 및 세미나실, 숙소 등을 갖추고 단체 연수 및 워크숍, 개인 맞춤 프로그램을 제공하고 있습니다. 그동안 서울을 비롯한 전국, 해외에서 많은 사람들이 이곳에서 명상과 요가, 건강 수련 캠프 및 연수, 우리 농산물 직거래 등을 통하여 진정한 휴식과 건강의 시간을 보내는데 도움을 드리고 있습니다. 또한 외국인 지도자와 캐나다 등의 해외 분원을 통하여 한국 정신에 바탕을 둔 자연건강 수련 시스템을 전파하며 지속적으로 교류하고 있습니다.

현재, 법무부 산하 보호관찰소 수강명령 협력기관, 한겨레신문사 휴(休)센터의 제휴 센터로서 역할을 하며 함께하는 사회를 만들기 위해 정성을 쏟고 있습니다.

단체 연수 문의 및 접수

전화 (02)333-2350 / (043)851-1235
이메일 yogahi@chol.com   홈페이지 www.yogashram.net

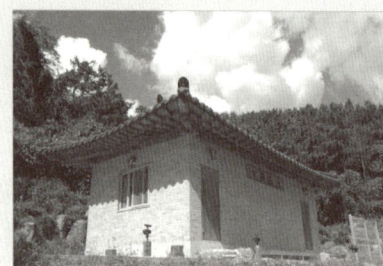
갑봉재(황토명상실)

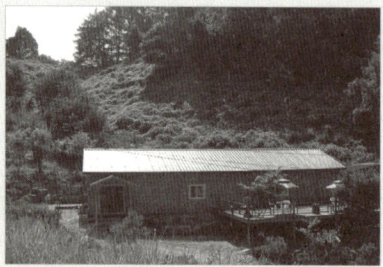
중원자연건강도서관

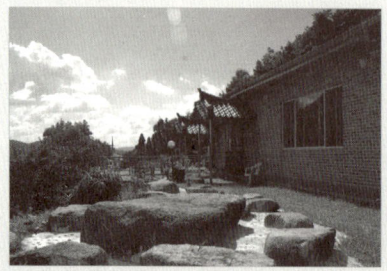
심신수련실

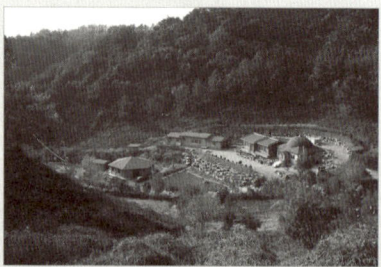
가을전경